Univ.-Prof. Dr. Anita Rieder
Univ.-Doz. Mag. Dr. Ingrid Kiefer
Ingeborg Wipler

Die Anti-Gicht-Diät

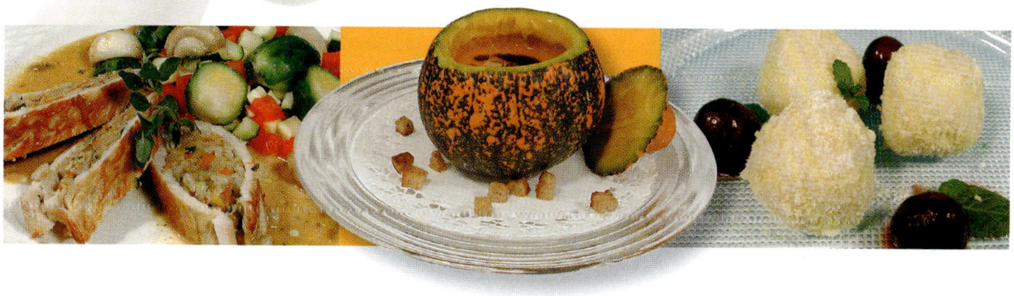

49 Super-Rezepte

- Purinarm
- Fettarm
- Wenig Alkohol
- Viel Flüssigkeit

KNEIPP VERLAG
Leoben · Wien
natürlich gesund

ISBN 3-901794-82-4

Autoren: Univ.-Prof. Dr. Anita Rieder
Univ.-Doz. Mag. Dr. Ingrid Kiefer
Ingeborg Wipler

Layout, Fotosatz, technische Bearbeitung: Kneipp-Verlag

Druck: Theiss GmbH, A-9431 St. Stefan

1. Auflage

Leoben, Jänner 2003

INHALT

Hyperurikämie und Gicht | 5
Häufigkeit | 5

Hyperurikämie | 8
Wo kommt die Harnsäure her? | 9

Welche Formen der Hyperurikämie gibt es? | 10

Was sind die Folgen von Hyperurikämie? | 12
Der akute Gichtanfall | 13
Die chronische Gicht | 14

Therapie der Hyperurikämie und der Gicht | 15
Medikamentöse Therapie des akuten Gichtanfalles | 16

Ernährung bei Hyperurikämie und Gicht | 18
Nahrungspurine | 18
Nahrungseiweiß | 20
Kohlenhydrate | 21
Ballaststoffe | 22
Fette | 23
Getränke | 24
Nahrungsenergie | 25
Grundsätzliche Ernährungsrichtlinien bei Gicht | 27
Nahrungsmittel, die im Speiseplan nicht enthalten sein sollten | 28
Eingeschränkt empfehlenswerte Nahrungsmittel | 29
Empfehlenswerte Nahrungsmittel | 30
Tabellen Harnsäuregehalt in mg/100 g | 31

Rezepte | 33

GLOSSAR (Wörterverzeichnis mit Erklärungen) | 79

Literatur | 83

Inhalt · Rezepte

Salate

Frühlingssalat mit frischem Schafkäse | 35
Bunter Kartoffelsalat mit Schinkenröllchen | 35
Vitaminsalat mit gebratenem Tofu | 36

Suppen

Topinambur-Hirse-Suppe | 38
Kürbiscremesuppe | 38
Knoblauchsuppe | 40
Käsecremesuppe mit Fenchelstreifen | 40
Andalusische Fischsuppe | 41
Bouillon ohne Fleisch für verschiedene Suppeneinlagen | 41

Fischspeisen

Gebratene Scholle auf Zucchinisoße | 43
Dorschfilet auf Meerrettichsoße mit Brokkoli | 43
Poschierter Kabeljau auf Dillgurkensoße | 44
Dorschfilet auf Meerrettichsoße mit Brokkoli | 46
Gefüllte Seezungenröllchen auf Tomatensoße mit Zucchini | 46

Fleischgerichte

Hühnermedaillons auf Wurzelgemüse mit Kren (Meerrettich) | 48
Putengeschnetzeltes auf chinesische Art | 48
Putenlaibchen mit Gemüse | 49
Gedünstetes Putenfleisch | 49
Gefüllte Putenschnitzel mit glasierten Champignons | 50
Putenragout mit Schalottenzwiebeln | 52
Puten-Gemüse-Pfanne mit Ofenkartoffeln | 52
Hühnerfilet auf roter Paprikasoße | 53
Faschierte (Gehackte) Fleischbällchen in Kräutersoße | 53
Kalte gebratene Hühnerbrust mit saurem Kürbis | 54
Gebratene Hühnerbrust mit Gemüse im Reisring | 56
Lammragout mit Kohlsprossen | 56

Vegetarische Gerichte

Gemüselasagne | 58
Gemüseauflauf | 59
Kartoffellaibchen mit Kräuterjogurt | 59
Gemüsetopf mit Buchweizennocken | 60
Gemüsestrudel | 62
Kartoffelomelette (-pfannkuchen) mit rotem Paprika | 63
Kürbiseintopf mit Weißkraut | 63
Zucchini in Currysoße | 64
Gebratener Kürbis mit Tomatensoße | 64
Pikante Pfannkuchen (Omeletten) mit verschiedenen Füllungen | 66
Letscho mit Zucchini | 66
Melanzanipüree (Auberginenpüree) | 68
Pikanter Kartoffelkuchen | 68
Kartoffelnockerln mit Kräuter-Käse-Soße | 69
Polentalaibchen mit grünem Spargel auf roter Paprikasoße | 69
Polentanockerln mit Karotten-Lauch-Soße | 70
Tofu-Spinat-Nocken mit Tomatenragout | 72

Desserts

Gefüllte Pfirsiche | 74
Orangencreme | 74
Cremebirne | 76
Obstknödel | 76
Früchtejogurt | 78
Bratäpfel | 78

Hyperurikämie und Gicht

Kaum eine andere Gelenkerkrankung kann so schmerzhaft sein wie die Gicht. Gichtanfälle treten meist völlig überraschend während der Nacht auf. Früher galt die Gicht als Krankheit der Könige.

In Notzeiten mit Mangelernährung kam die Gicht nur sehr selten vor. Auch bei uns nahm sie ab der so genannten „quantitativen Fresswelle“ sprunghaft zu und wurde zu einer klassischen Zivilisationskrankheit.

Häufigkeit

Überhöhte Harnsäurespiegel im Blut und in der Folge die Gicht kommen in der westlichen Wohlstandsgesellschaft mit steigender Häufigkeit vor. Die Erkrankung selber ist zwar im Wesentlichen genetisch bedingt, es spielen aber auch Faktoren des Lebensstiles, unter diesen vorrangig die Ernährung, eine krankheitsfördernde Rolle.

Die ersten Symptome können schon bei 20- bis 30-Jährigen auftreten.

In Europa leiden etwa 0,5 – 2,8 % der erwachsenen Männer und 0,1 – 0,6 % der erwachsenen Frauen unter erblich bedingter Gicht. Man kann aber davon ausgehen, dass etwa 10 % der Bevölkerung erhöhte Harnsäurespiegel haben.

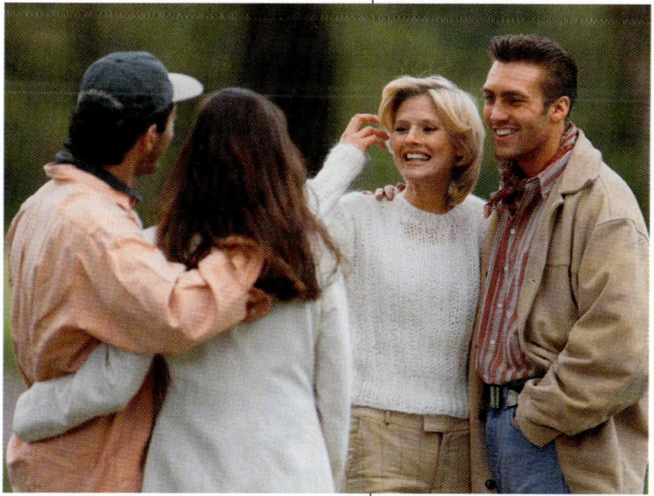

Bei den Frauen steigt der Anteil nach Eintritt des Wechsels. Üblicherweise kann man erhöhte Harnsäurewerte bei Männern weitaus häufiger antreffen als bei Frauen. Manche Studien zeigen bei Männern ein zehnmal häufigeres Auftreten der Gicht.

In den letzten Jahren hat sich herausgestellt, dass immer jüngere Menschen an Gicht erkranken. Im Schnitt hat sich das Erkrankungsalter um 20 Jahre nach vor verlegt. Heute treten die ersten Symptome schon bei 20- bis 30-Jährigen auf. Üblicherweise manifestiert sich die Arthritis urica (= symptomatische Erscheinungsform der Gicht) nach dem 40. Lebensjahr; bei Männern zwischen dem 40. und 50. Lebensjahr, bei Frauen nach dem 60. Lebensjahr.

Gicht tritt auch zusammen mit einer anderen Wohlstandserkrankung gehäuft auf – dem so genannten „Metabolischen Syndrom" oder „Wohlstands- Syndrom". Bei diesem Syndrom liegen eine stammbetonte Fettsucht (Body-Mass-Index über 30 kg/m^2), eine so genannte Glukoseintoleranz (eine Vorstufe der Zuckerkrankheit – Diabetes mellitus Typ II) bzw. bereits ein Typ-II-Diabetes, eine Fettstoffwechselstörung mit erhöhten Triglyzeriden (Neutralfetten), niedrigem HDL-Cholesterin („gutes Cholesterin") und erhöhte Blutdruckwerte vor. Am Anfang des metabolischen Syndroms liegen eine Insulinresistenz und erhöhte Insulinspiegel vor. Dieses Syndrom begünstigt die Entstehung der Atherosklerose (Gefäßverkalkung).

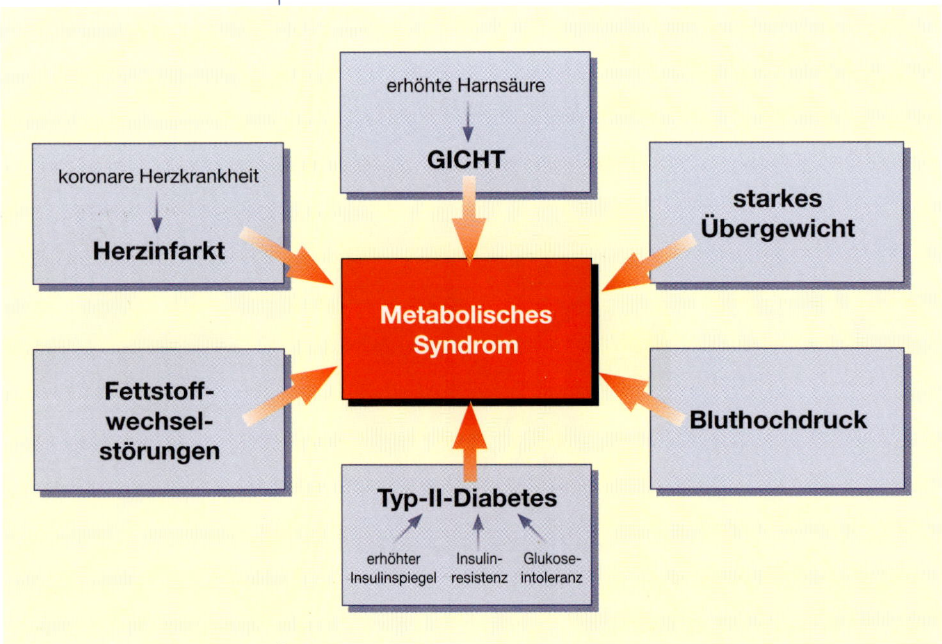

Zur Vorbeugung der Hyperurikämie (= Harnsäurekonzentration im Blut) und Gicht gilt ein „gesunder Lebensstil".

Unter gesundem Lebensstil versteht man:

- Einschränkung der Energiezufuhr,
- Einschränkung der Fettzufuhr auf unter 30 Energieprozent der Gesamtfettzufuhr,
- Einschränkung der Zufuhr an gesättigten Fettsäuren auf ein Drittel der Gesamtfettzufuhr,
- weniger als 300 mg Cholesterin/Tag (bei manchen Erkrankungen weniger als 200 mg),
- Erhöhung der Zufuhr an pflanzlichen Lebensmitteln (2/3 pflanzliche; 1/3 tierische),
- 5-mal Obst und Gemüse/Tag,
- mindestens 30 Minuten körperliche Bewegung am Tag,
- Vermeiden von zu viel Alkohol,
- regelmäßige Vorsorgeuntersuchung, Blutdruckmessung und Harnsäurebestimmung,
- Normalgewicht (Body-Mass-Index zwischen 18,5 und 25 kg/m^2) halten oder erreichen,
- Tabak-Abstinenz.

Bewegen Sie sich täglich!

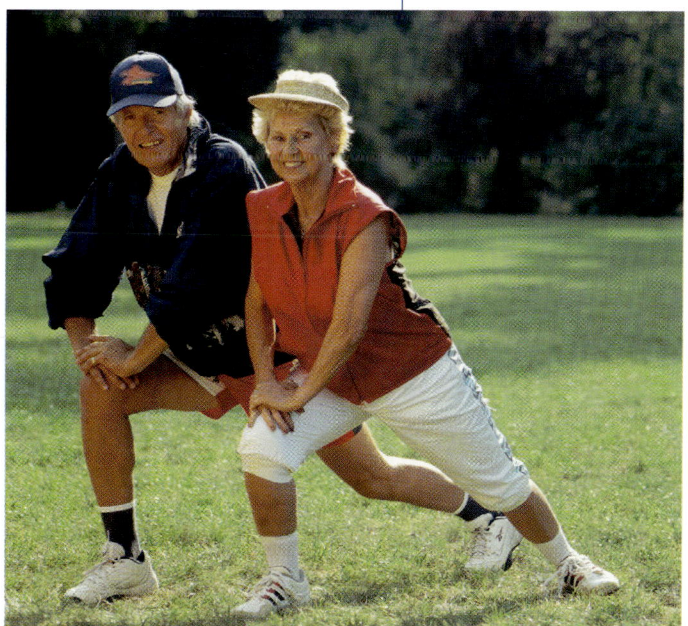

Hyperurikämie

Hyperurikämie bedeutet erhöhte Harnsäure-Werte im Blut. Das Gichtsyndrom bedeutet die Gesamtheit der durch eine Hyperurikämie hervorgerufenen Stoffwechselveränderungen.

Die Arthritis urica bezeichnet die Gelenksymptome, die durch die Gicht hervorgerufen werden.

Hyper = zu viel
urik = Harnsäure
ämie = im Blut

Das Risiko eines Gichtanfalles steigt mit zunehmender Höhe der Harnsäurewerte.

Normale Harnsäure-Werte liegen unter 6,4 mg/dl (380 µmol/Liter). Bei Männern reichen die Normalwerte bis zu 7,4 mg/dl (420 µmol/Liter) und bei Frauen bis 6,2 mg/dl (360 µmol/Liter).

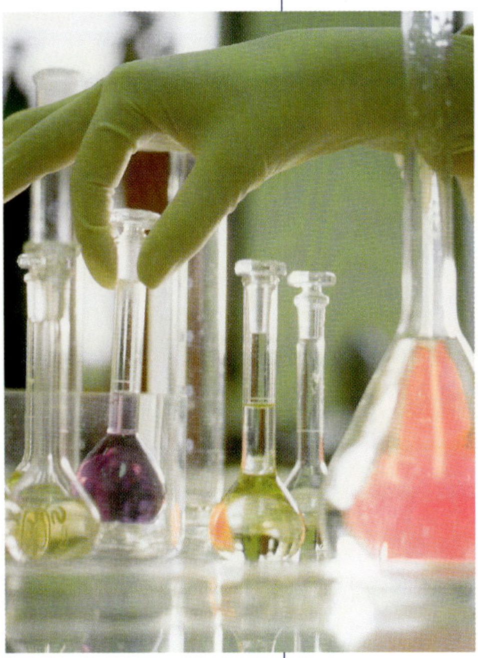

Beim Gesunden hängt dieser Wert von den inneren (= endogenen) Faktoren Alter und Geschlecht und von dem außen (= exogen) wirkenden Faktor Ernährung ab.

Erhöht sind die Werte, wenn sie über 6,4 mg/dl sind.

Hyperurikämie =
über 6,4 mg Harnsäure pro 100 ml Serum

In den Wohlstandsländern haben ca. 20 % der Männer Werte über 7 mg/dl (> 416 µmol/Liter). Das Risiko eines Gichtanfalles steigt mit zunehmender Höhe der Harnsäurewerte. Bei Werten über 9 mg/dl (> 535 µmol/Liter) kommt es pro Jahr bei 5 % der Betroffenen zu Gichtanfällen. Das Risiko, Nierensteine zu bekommen, liegt bei einer Hyperurikämie ohne Symptome bei 0,2 % und bei Gichtkranken bei 0,8 % pro Jahr.

Wo kommt die Harnsäure her?

Harnsäure ist eine Substanz, die durch den Abbau von so genannten Purinen im Körper anfällt. Purine kommen vorwiegend in den Zellkernen tierischer und pflanzlicher Zellen vor.

Im Blut gelöst, ist die Harnsäure für den Körper nicht schädlich. Harnsäure ist im Blut aber nur schwer löslich. In 100 ml Blut können ca. 7 mg Harnsäure gelöst werden. Bei höheren Konzentrationen und niedrigen pH-Werten fällt die Harnsäure dann leicht aus.

Beim Menschen ist die Harnsäure ein Endprodukt des Purinstoffwechsels. Bei vielen Säugetieren geht der Abbau mittels des Enzyms Uricase (steuert den Abbau von Harnsäure zu Allantoin) weiter zu Allantoin (dem Endprodukt des Purinstoffwechsels dieser Tiere). Im Laufe der Evolution ist dem Menschen die Fähigkeit, Harnsäure durch das Enzym Uricase zu dem wesentlich besser löslichen Allantoin abzubauen, verloren gegangen. Mit Uricase bestimmt man zum Beispiel laborchemisch auch die Harnsäurewerte.

Der Gesamtgehalt des Körpers an Harnsäure (Harnsäurepool) beträgt beim Gesunden ca. 1 Gramm und kann bei Gichtkranken auf 30 Gramm und mehr ansteigen. Täglich fallen 350 mg Harnsäure durch die körpereigene Purinproduktion und die Zufuhr von Purinen mit der Nahrung im Körper an.

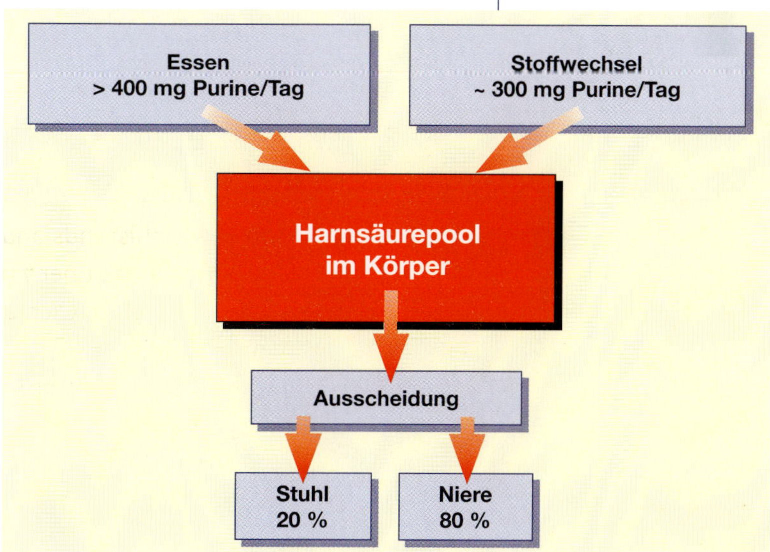

Die Purinmenge, die der Körper täglich bildet, beträgt ca. 300 – 400 mg. Über die Nahrung wird meist eine Menge von über 600 mg täglich aufgenommen. Wenn die Ausscheidung langfristig geringer ist als die endogene Synthese und die exogene Zufuhr, nimmt der Harnsäurepool zu.

Welche Formen der Hyperurikämie gibt es?

Man unterscheidet grundsätzlich die **primäre Hyperurikämie und Gicht** und die **sekundäre Hyperurikämie und Gicht.**

Gicht zeigt sich oft bei purinreicher Kost und Übergewicht.

Die primäre Gicht ist die häufigste Form und ist in einem erblichen Defekt begründet. Sie manifestiert sich bei purinreicher Kost und Übergewicht. Die primäre Gicht liegt in ca. 95 % der Fälle vor.

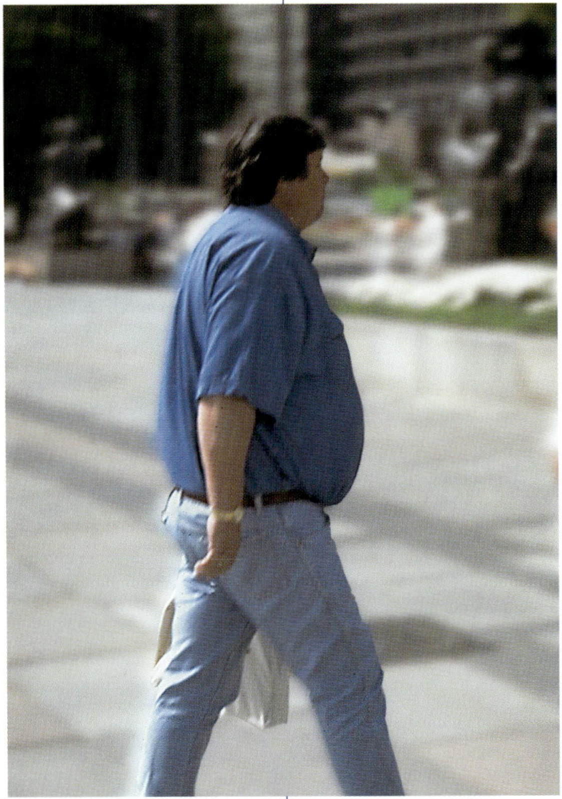

Dabei wird nicht die Hyperurikämie selbst vererbt, sondern die Bereitschaft Harnsäure anzuhäufen.

Die sekundäre Gicht kann begleitend bei anderen Erkrankungen auftreten, zum Beispiel bei Krankheiten des blutbildenden Systems (wenn durch vermehrten Zelluntergang viele Purinbasen anfallen) und bei Nierenfunktionsstörungen (wenn dadurch die Harnsäureausscheidung behindert wird), was aber insgesamt selten vorkommt. Diese Form findet man nur in 5 % der Fälle von Gicht.

Der Vollständigkeit halber sollen auch noch zwei sehr seltene angeborene Störungen im Purinstoffwechsel angeführt werden:

- Die eine Form nennt sich Lesch-Nyhan-Syndrom und ist mit einer Überproduktion von Harnsäure verbunden. Die Ursache dafür ist ein Mangel an einem Enzym im

Purinstoffwechsel. Es kommt zu einer Hyperurikämie, neurologischen Symptomen und einer fortschreitenden Einschränkung der Nierenfunktion.

- Xanthinurie ist ebenfalls eine erbliche Störung des Purinabbaues, die sich gleichfalls in Form eines Enzymmangels darstellt und klinisch mit Nierensteinen einhergeht (Xanthinsteinen). Zusätzlich können auch noch andere Stoffwechselstörungen vorhanden sein.

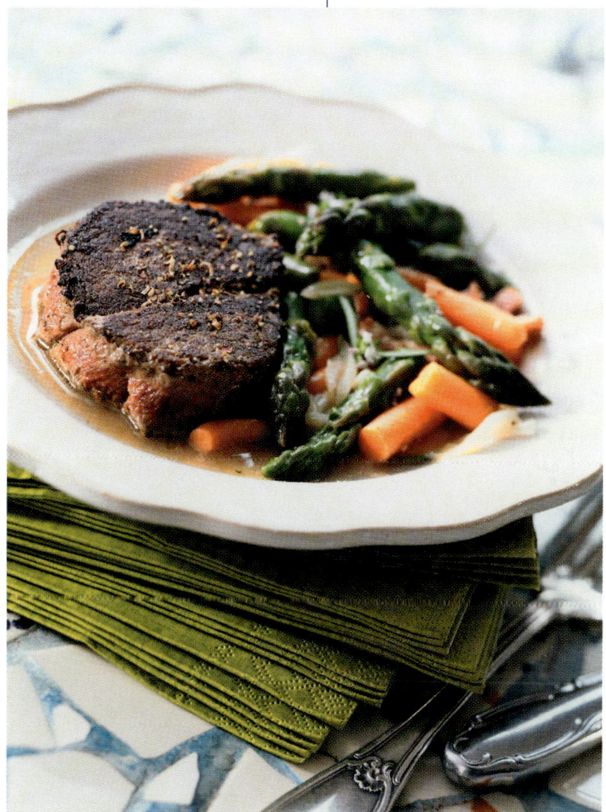

Gicht durch purinreiche Kost: Fleisch, Innereien, Fisch.

Was sind die Folgen von Hyperurikämie?

Krankheitsbild

Der klinisch-manifesten Gicht geht eine lang andauernde Hyperurikämie voraus, die nicht mit Symptomen verbunden ist.

Langzeitfolgen der Gicht sind Nierenfunktionsstörungen (Gichtniere).

Besonders zu beachten sind die Langzeitfolgen der Gicht, die sich nicht nur auf Gelenkerkrankungen beschränken. Die häufigsten Komplikationen sind Nierenfunktionsstörungen (Gichtniere) und die Bildung von Nierensteinen, die sowohl bei Überproduktion von Harnsäure als auch bei Störungen der Ausscheidungsmechanismen der Harnsäure auftreten können.

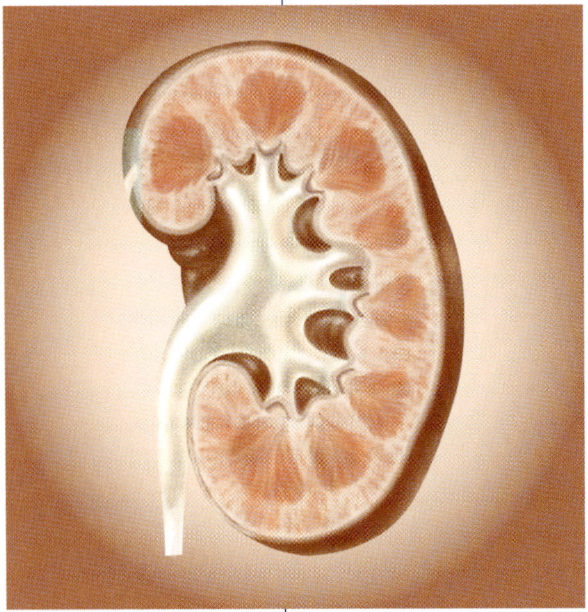

Es gibt vier Stadien der Hyperurikämie und Gicht:

Stadium 1: Man hat keine Symptome aber die Harnsäurewerte sind erhöht; dieses Stadium kommt viel häufiger vor als die manifeste Gicht.

Stadium 2: Das ist der akute Gichtanfall.

Stadium 3: Das so genannte interkritische Stadium – das ist das Stadium zwischen zwei Gichtanfällen.

Stadium 4: Chronische Gicht mit der so genannten Tophusbildung (= Gichtknoten) und irreversiblen (nicht mehr rückgängig zu machenden) Gelenkschäden.

Der akute Gichtanfall

Ein akuter Gichtanfall wird oft durch Trink- und Essexzesse ausgelöst, kann aber auch durch Fasten oder Stress verursacht werden. Auch die Einnahme von Medikamenten, die harntreibend sind (Diuretika), wird manchmal von den Patienten als gichtauslösend angegeben.

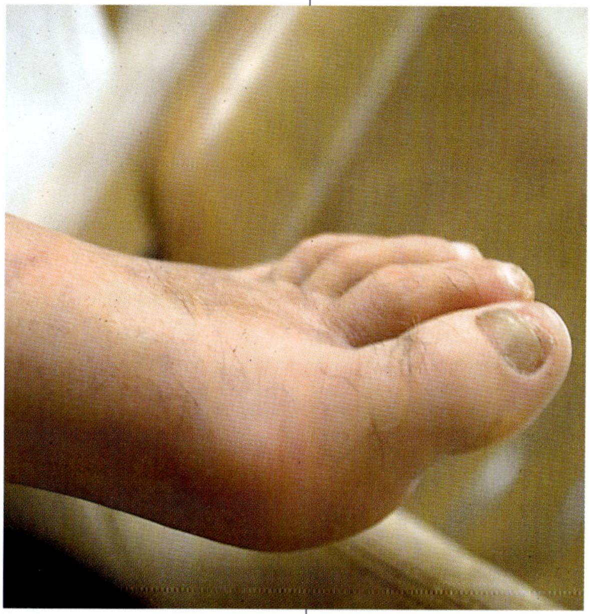

Bei einem Gichtanfall ist das betroffene Gelenk gerötet, heiß, angeschwollen und sehr schmerzhaft.

Ein Gichtanfall ist aber fast immer überraschend.

Man fühlt sich noch völlig gesund, aber plötzlich kommt es zu heftigsten Gelenkschmerzen, bei 60 % der Patienten im Großzehengrundgelenk („Podagra"). Der erste Anfall tritt besonders häufig in der Nacht auf.

Die Schmerzen sind so stark, dass typischerweise die Bettdecke nicht mehr ertragen wird. Das betroffene Gelenk ist gerötet, heiß und angeschwollen. Es können auch andere Gelenke betroffen sein, wie das Knie-, Sprung- und Daumengrundgelenk („Chiragra"). Bei der so genannten Altersgicht kann es gelegentlich auch passieren, dass mehrere Gelenke bei einem Gichtanfall mit atypischer Gelenklokalisation (z. B. Fingergelenke) gleichzeitig betroffen sind.

Beim akuten Gichtanfall entstehen „Kristallnester" von Natriumurat (Harnsäurekristalle), die sich in Gelenken und Geweben ablagern. Diese mechanische Reizung führt zur Freisetzung von Wirkstoffen aus dem Gewebe und zur Aktivierung von einwandernden weißen Blutkörperchen (Leukozyten). Entstehende Sauerstoffradikale können zur Schädigung des Knorpels führen. Die Harnsäurekristalle werden wie Fremdkörper behandelt und von den Leukozyten „gefressen" (phagozytiert), was zu einer vermehrten Bildung von Entzündungsmediatoren (= -vermittlern) und Milchsäure (Laktat) führt. Durch den Anstieg des Laktatspiegels sinkt der pH-Wert lokal noch weiter ab (das heißt, das Blut wird saurer), dies führt zu einer weiteren Verschlechterung der Lösung der Harnsäure und diese fällt weiter aus.

Dieses möglicherweise auch auf Nachbargewebe übergreifende Schmerzgeschehen klingt normalerweise innerhalb von drei Wochen wieder spontan ab.

Der akute Gichtanfall ist begleitet von allgemeinen Entzündungszeichen (Fieber, erhöhten Leukozytenzahlen, erhöhter Blutsenkungsgeschwindigkeit). Seltener können auch noch Kopfschmerzen, Erbrechen, schneller Puls und Schüttelfrost vorhanden sein. Eine Hyperurikämie muss im akuten Gichtanfall nicht unbedingt vorliegen.

Neben diesen plötzlichen Gichtattacken kann die Erkrankung auch mit uncharakteristischen Allgemeinerscheinungen wie Verdauungsstörungen, Übelkeit, Reizbarkeit, unklaren rheumatoiden (= ziehenden oder reißenden) Beschwerden und langsam sich steigernden Schmerzanfällen beginnen.

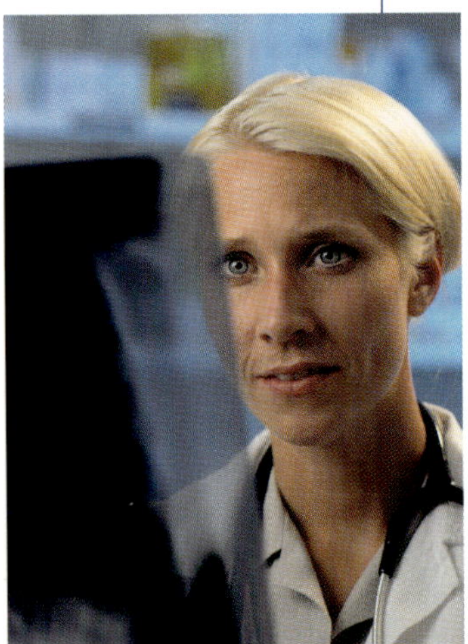

Die chronische Gicht

Bleibt die Gicht unbehandelt, kommt es in immer kürzeren Abständen zu Schmerzattacken und letztendlich zu Gelenkverformungen (Deformationen). Im fortgeschrittenen Stadium kommt es zu Harnsäureablagerungen (Uratablagerungen), die sich als so genannte Gichtknoten (Tophi) darstellen.

Diese Tophi können in den Weichteilen (Weichteiltophi) vorkommen, z. B. Ohrmuschel, Großzehe, Ferse, Schleimbeutel, Sehnenscheiden, und auch in den Knochen (Knochentophi), die oft gelenknahe sind. Hier handelt es sich um Harnsäureablagerungen in der Knochensubstanz, die man am Röntgenbild nachweisen kann.

Harnsäureablagerungen in der Knochensubstanz kann man am Röntgenbild nachweisen.

Weiters kann es zu einer Beteiligung der Niere kommen, z. B. mit Nierensteinen (Uratnephrolithiasis), welche man am Röntgenbild nicht sehen kann, verbunden mit einer Neigung zu Harnwegsinfekten, Nierenkoliken, Blut im Harn (meist nicht sichtbar, aber nachweisbar).

Die chronische Gicht sieht man üblicherweise nur noch selten. Man sieht sie aber bei Patienten ohne konsequente Therapie der Hyperurikämie und der manifesten Gicht (Krankheitsform mit sicht- oder fühlbaren Symptomen).

Therapie der Hyperurikämie und der Gicht

Die Medikamente, die bei der Hyperurikämie und der manifesten Gicht zum Einsatz kommen, hemmen entweder die Bildung von Harnsäure im Körper oder erhöhen die Ausscheidung von Harnsäure über die Niere.

Die Therapieziele sind eine langfristige Senkung der Harnsäurewerte unter 5,5 mg/dl und damit langfristig auch eine Auflösung der Gichttophi (Gichtknoten).

Spezielle Medikamente hemmen die Bildung von Harnsäure oder erhöhen die Ausscheidung von Harnsäure im Körper.

- Urikostatika hemmen die Bildung von Harnsäure, indem sie ein Enzym hemmen (Xanthinoxidase), welches Hypoxanthin (entsteht aus Purinen) in Xanthin und weiters Xanthin in Harnsäure verwandelt.
  Allopurinol ist ein solches Medikament, welches in einer Tagesdosis von 100 – 300 mg von Ihrem Arzt verschrieben wird. Wenn die Nierenfunktion bereits eingeschränkt ist, wird die Dosis verringert.
- Urikosurika steigern die Harnsäureausscheidung über die Niere. Benzbromaron ist ein derartiges Medikament. Bei der Einnahme muss auf reichliche Flüssigkeitsaufnahme geachtet und der pH-Wert des Urins auf über 6,4 eingestellt werden, damit die Harnsäure nicht ausfällt und die Niere verstopft.

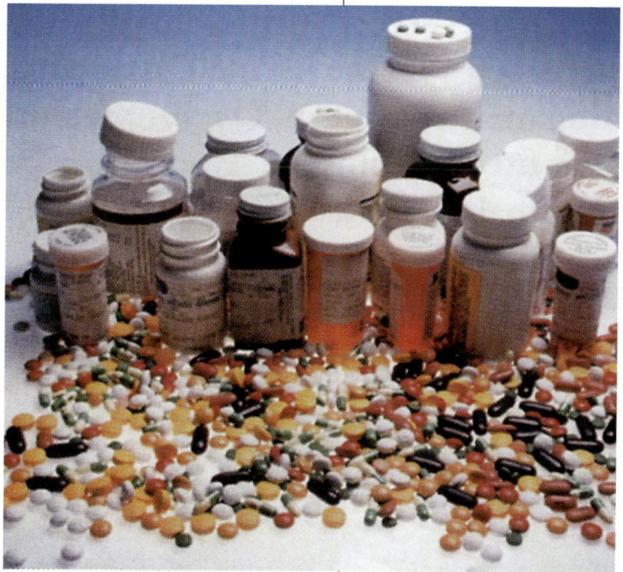

Medikamentöse Therapie des akuten Gichtanfalles

Beim akuten Gichtanfall werden Medikamente verschrieben, die entzündungshemmend wirken (Antiphlogistika). Das sind zum Beispiel so genannte nichtsteroidale Antirheumatika (Medikamente, die entzündungshemmend, schmerzstillend und fiebersenkend wirken), Glukokortikoide (entzündungshemmendes Hormon der Nebennierenrinde), ACTH (Hormon, das auf die Nebennierenrinde wirkt) und Colchicin (künstlich hergestelltes Gift der Herbstzeitlose). Colchicin hilft nur bei der akuten Gichtarthritis, aber nicht bei Gelenkentzündungen anderer Ursache. Wenn also die Gabe von Colchicin im akuten Anfall den Schmerz lindert, so kann man auch ziemlich sicher sein, dass es sich um einen Gichtanfall handelt.

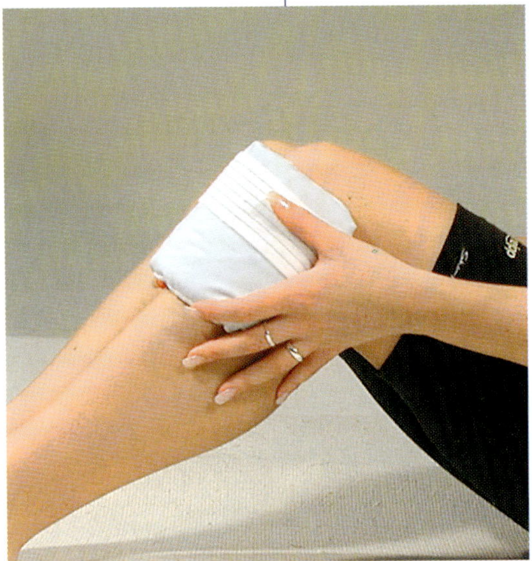

Kühlende Umschläge und eine Ruhigstellung des betroffenen Gelenkes sind im akuten Anfall hilfreiche Maßnahmen.

Kühlende Umschläge und eine Ruhigstellung des betroffenen Gelenkes sind im akuten Anfall hilfreiche Maßnahmen.

Bei der Behandlung der chronischen Gicht ist es wichtig, einerseits Gichtattacken zu vermeiden und andererseits Ablagerungen von Harnsäurekristallen durch eine Verminderung der Gesamtharnsäuremenge zu verhindern.

Wenn die Gicht auf ein Gelenk beschränkt ist, können auch Glukokortikoide in das Gelenk injiziert werden.

Welche zusätzlichen Lebensstiländerungen sind bei der Therapie wichtig?

- Umstellung auf eine purinarme Kost: Purinreich sind Fleisch, Fleischprodukte, Innereien, Fisch.
- Einschränkung des Alkoholkonsums: Alkohol führt zu einer Hemmung der Harnsäureausscheidung durch die Niere.

- Bier enthält Purine und Alkohol und soll daher gemieden werden.
- Ausreichende Flüssigkeitszufuhr.

Nicht selten tritt eine akute Gicht nur einmalig oder im Abstand von Monaten oder Jahren auf. Immer wiederkehrende Gichtattacken, Weichteil- und Knorpeltophi sowie auch Kristallablagerungen in Nieren und Harnwegen lassen sich durch eine konsequente medikamentöse Therapie und Veränderungen der Ernährungs- und Trinkgewohnheiten vermeiden. Wenn sich einmal die nadelförmigen Harnsäurekristalle abgelagert und eine Deformierung der Gelenke verursacht haben, kann man dies nicht mehr rückgängig machen.

Gicht nicht zu behandeln ist gefährlich und führt beispielsweise zu:

Ausreichende Flüssigkeitszufuhr ist wichtig.

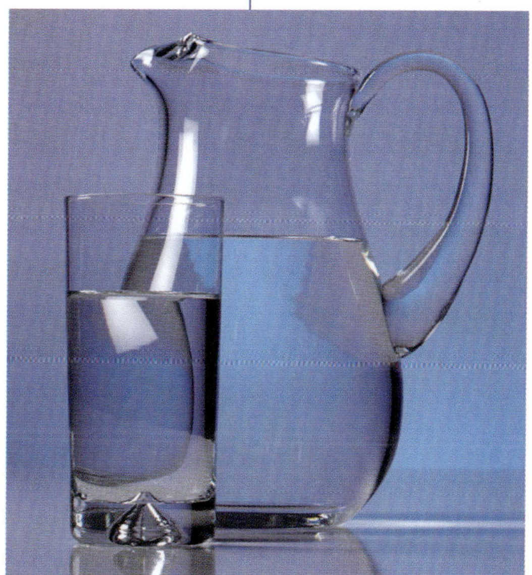

- Gelenkzerstörung (chronische Gicht),
- chronischen Nierenschäden (Gicht-Niere),
- Nierensteinbildung,
- Durchbruch der Hautablagerungen nach außen (Gichtgeschwüre).

Bis vor nicht allzu langer Zeit hat man angenommen, dass die Hyperurikämie auch ein Risikofaktor für Herz-Kreislauf-Erkrankungen ist. Heute nimmt man aber an, dass dies ursächlich nicht der Fall ist, die Hyperurikämie aber oft Ausdruck einer umfassenden Stoffwechselstörung, dem metabolischen Syndrom, ist. Dieses erhöht sehr wohl das Risiko, eine Herz- und Gefäßkrankheit zu bekommen.

Tipp:
Medikamente konsequent einnehmen und die Ernährungsempfehlungen beachten! Zusätzlich ist auch ein „gesunder Lebensstil" immer von Vorteil für Sie.

Ernährung bei Hyperurikämie und Gicht

Die günstigste Ernährungsform ist eine pflanzenbetonte Kost mit Milch und mageren Milchprodukten.

Die Ernährung spielt bei der Manifestation der Gicht eine wesentliche Rolle. Trotz der guten Wirksamkeit moderner Arzneimittel zur Behandlung der Gicht ist eine richtige Ernährung von besonderer Bedeutung und die Basis der Behandlung von Hyperurikämie und Gicht. Die günstigste Ernährungsform ist die so genannte „ovo-lakto-vegetabile“ Kost (eine Form der vegetarischen Ernährung mit Milch, Milchprodukten und Eiern). Fleisch und Wurst sollten maximal 2- bis 3-mal pro Woche auf dem Speiseplan stehen.

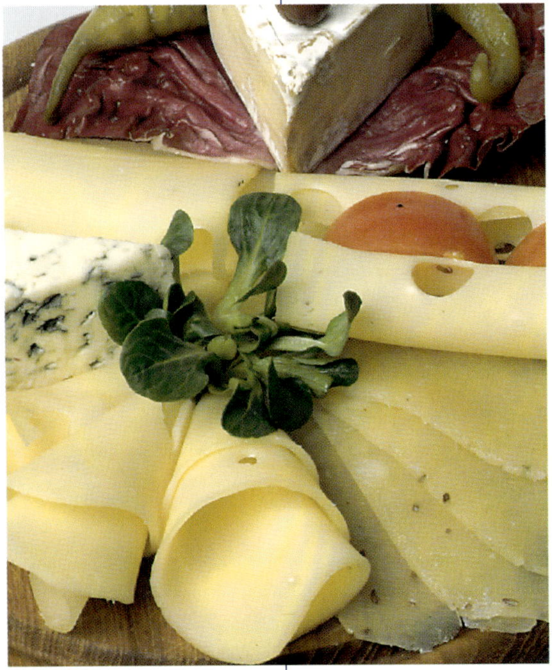

Nahrungspurine

Üblicherweise werden rund 300 mg Harnsäure pro Tag gebildet und über 400 mg/Tag mit der Nahrung aufgenommen.

Der Gehalt und die Zusammensetzung in den einzelnen Lebensmitteln hängen zunächst von deren ursprünglichen Aufgaben als tierisches oder pflanzliches Gewebe ab. So ist beispielsweise im tierischen Muskelfleisch ein hoher Puringehalt enthalten. Innereien sind besonders purinreich, da sie sehr viele Zellkerne haben. Aber auch die Haut von Geflügel oder Fisch und auch die Schweineschwarte haben aufgrund ihres hohen Zellreichtums sehr viele Zellkerne und damit einen hohen Puringehalt.

Vorsicht Innereien!

Mit 100 g Kalbsbries isst man 617 mg Purine, die im Körper in 1.468 mg Harnsäure umgewandelt werden. Ein halbe Portion liegt demnach bereits weit über der zulässigen Tageshöchstdosis.

Der Puringehalt der Lebensmittel ist nach wie vor der wichtigste Nahrungsfaktor in Bezug auf den Harnsäuregehalt im Blut. Für das bessere Verständnis wird der Puringehalt der Nahrungsmittel gleich als „Harnsäure" angegeben (siehe Tabelle Seite 31).

Mit ein Grund ist auch, dass es leichter ist, die aus Purinen gebildete Harnsäure zu bestimmen. In älteren Büchern wird zum Teil Purin N (N steht für Stickstoff) angegeben, wobei zur Umrechnung gilt, dass 1 mg Purin N 2,4 mg Harnsäureäquivalenten entspricht.

1 mg Purine = 2,40 mg Harnsäure
1 mg Harnsäure = 0,42 mg Purine

Eine besonders hohe Konzentration von Purin findet man im Hummer.

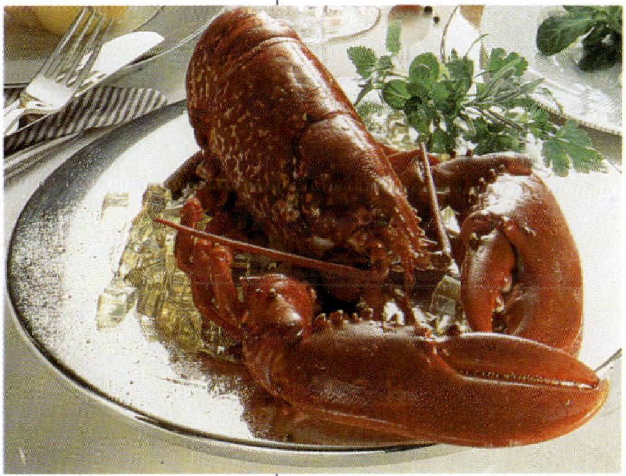

Das Muskelfleisch verschiedener Tierarten unterscheidet sich in Bezug auf den Gesamtpuringehalt nur unwesentlich. Schweine- und Hühnerfleisch haben einen etwas höheren Gehalt als Rindfleisch. Beim Fleisch gilt: je weniger Fett, desto mehr Purine.

Meerestiere unterscheiden sich aber sehr wesentlich. Besonders hohe Konzentrationen findet man im Hummer, in Miesmuscheln und im Hering. Hingegen haben die Seezunge, der Heilbutt und der Scholle relativ niedrige Gesamtmengen.

Nimmt der Wassergehalt im Nahrungsmittel ab, steigt auch der Puringehalt. So hat beispielsweise geräucherter Fisch mehr Purine als gekochter. Beim Kochen kann ein Teil der wasserlöslichen Purine aus dem Lebensmittel herausgelöst werden und ins Kochwasser übergehen. Kochen ist damit günstiger als Braten, wenn das Kochwasser weggeschüttet wird.

Einen sehr hohen Puringehalt findet man in Hefe und Hefeflocken. Aber auch Hülsenfrüchte (wie Erbsen, Bohnen, Linsen und Soja), Schwarzwurzeln, Sellerie, Blattspinat, Mangold, Kohlsprossen und Karfiol haben reichlich Purine.

- Eine purinarme Diät sollte nur bis zu 500 mg Harnsäure pro Tag oder < 3.000 mg Harnsäure pro Woche enthalten.
- Eine streng purinarme Diät sollte nur bis zu 300 mg Harnsäure pro Tag oder < 2.000 mg Harnsäure pro Woche enthalten. Diese strenge Form soll man einige Tage nach einem Gichtanfall einhalten.

Nahrungseiweiß

Eiweiß ist ein wesentlicher Baustein im Körper (beispielsweise für Muskulatur und Hormone) und findet sich auch in Körperflüssigkeiten und im Blut- und Muskelfarbstoff.

Auch Soja enthält beträchtliche Mengen an Purinen und sollte deshalb nur in Maßen genossen werden.

Größere Mengen von Nahrungseiweiß können einen Anstieg der Harnsäureausscheidung über die Niere bewirken. Damit kommt es zu einem Abfall des Harnsäurespiegels. Man muss aber beachten, dass eiweißreiche Nahrungsmittel (z. B. Fleisch, Soja) beträchtliche Mengen an Purinen enthalten und deshalb nur in Maßen genossen werden sollten.

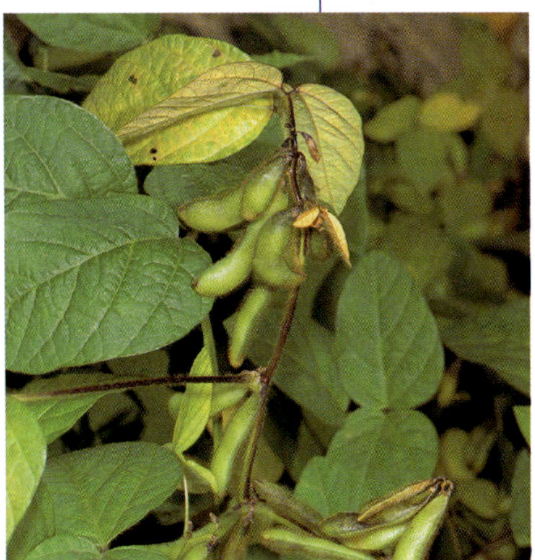

Sowohl für Gesunde als auch für Personen, die an Hyperurikämie und Gicht leiden, gilt, dass 15 % der täglichen Energiezufuhr aus Eiweiß stammen sollten.

Meiden Sie weitgehend eiweiß- und purinreiche Lebensmittel wie Innereien, Fleisch, Wurstwaren und bevorzugen Sie eiweißreiche und purinarme Lebensmittel wie Milch, Milchprodukte und Eier (Achtung aber bei erhöhtem Cholesterinspiegel!). Bevorzugen Sie immer fettarme Produkte, da ein hoher Fettkonsum ein Risiko für viele andere Erkrankungen darstellt.

Tipp:
Fleisch, Fisch und Geflügel kochen oder dünsten und das Kochwasser nicht verwenden. Der Puringehalt kann dadurch bis zu 20 % reduziert werden, da die Purine ins Kochwasser übergehen.

Da die eiweißreichen Hülsenfrüchte (Bohnen, Linsen, Sojabohnen) sehr purinreich sind, sollten diese zwar nicht völlig vom Speiseplan gestrichen werden, aber höchstens ein- bis zweimal pro Woche gegessen werden.

Kohlenhydrate

Kohlenhydrate sind wesentliche Bestandteile unserer Nahrung. Sie sind unentbehrlich für den Ablauf des normalen Stoffwechsels. Zu ihren speziellen Aufgaben zählt aber die Energiebereitstellung für die Nerven- und Gehirnzellen.

Kohlenhydrate bestehen aus unterschiedlich vielen Bausteinen. Je nach Anzahl werden sie grundsätzlich in drei Gruppen eingeteilt:

Obst enthält nur sehr geringe Mengen Harnsäure.

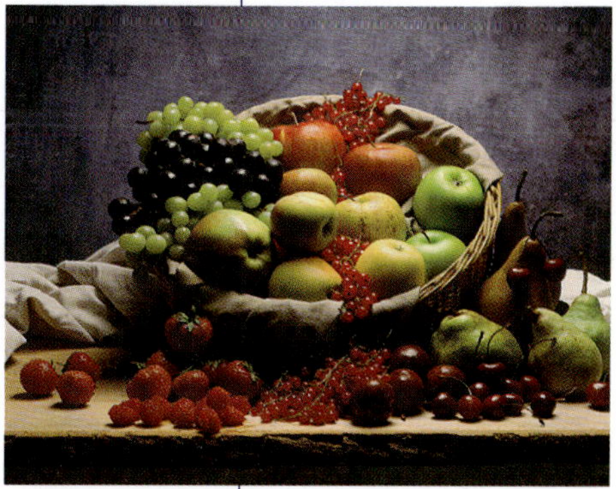

- Einfachzucker (Monosaccharide): Zu ihnen zählen der Fruchtzucker (Fruktose), der Traubenzucker (Glukose) und der Schleimzucker (Galaktose).
- Zweifachzucker (Disaccharide): Dazu gehören die Saccharose (Rohr- oder Rübenzucker, auch als „Zucker" oder „Haushaltszucker" bezeichnet mit der ganzen Angebotsbreite wie Würfelzucker, Hagelzucker, Staubzucker, Kandis- oder Gelierzucker), der Malzzucker (Maltose) und der Milchzucker (Laktose). Auch der Honig mit seinen Zuckerbestandteilen Traubenzucker und Fruchtzucker ist ein Zweifachzucker.
- Vielfachzucker (Polysaccharide): Dabei ist eine große Zahl von Einfachzuckern zu langen Ketten verknüpft. Man spricht auch von komplexen Kohlenhydraten. Das wichtigste Nahrungspolysaccharid

ist die Stärke. Sie kommt in großen Mengen im Getreide, in Getreideprodukten, Hülsenfrüchten und bestimmten Obst- und Gemüsesorten (z. B. Kartoffeln oder Bananen) vor. Aber auch die unverdaulichen Kohlenhydrate wie der Ballaststoff Zellulose gehören zu den Vielfachzuckern. Alle Lebensmittel mit einem hohen Anteil an Vielfachzucker haben auch noch den Vorteil, dass sie besonders reich an Schutzstoffen (z. B. Vitaminen, Mineralstoffen und sonstigen Pflanzenschutzstoffen) sind. Zusätzlich werden sie vom Körper langsamer verwertet und sättigen besser.

Täglich sollten mindestens 55 % der Nahrungsenergie durch Kohlenhydrate und hier vor allem durch zusammengesetzte, stärkehaltige Kohlenhydrate gedeckt werden.

Unter den Kohlenhydraten können die Zuckeraustauschstoffe Fruktose (Fruchtzucker), Sorbit und Xylit in hohen Dosen zu einem kurzfristigen Anstieg des Serumharnsäurespiegels führen. Bei den üblichen verzehrten Mengen spielen sie aber keine Rolle.

Ballaststoffe haben keinen Einfluss auf den Harnsäurespiegel, sie regeln aber die Verdauung.

Die restlichen Kohlenhydrate, ob einfache oder zusammengesetzte (komplexe), haben keinen Einfluss auf den Harnsäurespiegel. Beachten Sie aber, dass auch komplexe Kohlenhydratträger, z. B. Hülsenfrüchte und einige Gemüsesorten (Schwarzwurzeln, Sellerie, Spinat, Mangold), sehr purinreich sind.

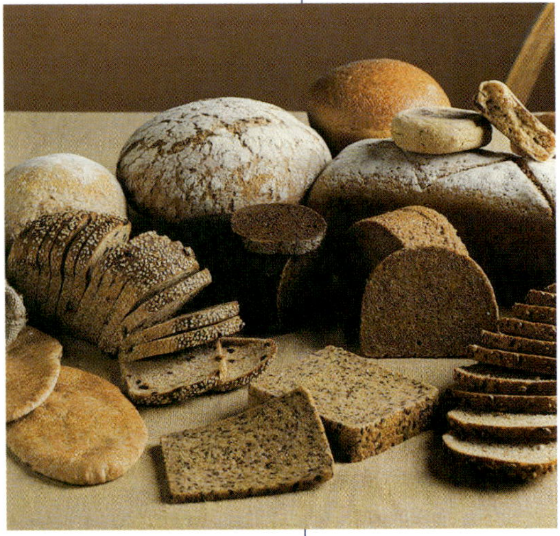

Ballaststoffe

Ballaststoffe sind Bestandteile von pflanzlichen Zellwänden, die im menschlichen Verdauungstrakt nicht oder nur kaum gespalten werden können. Sie regeln die Darmtätigkeit und wirken einer Verstopfung entgegen, indem sie im Darm wie ein Schwamm wirken. Sie saugen sich mit Wasser voll, quellen auf und sorgen so für ein ausreichendes Volumen des Darminhaltes bis in die unteren Darmabschnitte. Durch sie werden auch eventuell giftige oder krebserregende Stoffe schneller ausgeschieden und sie können den Cholesterinspiegel senken. Ballaststoffe haben aber keinen Einfluss auf den Harnsäurespiegel.

Aufgrund ihrer positiven Wirkungen sollte eine ballaststoffreiche Kost im Vordergrund stehen. Ballaststoffreiche Nahrungsmittel sollten die Basis jeder Ernährung sein. Besonders ballaststoffreich sind Getreide, Getreideprodukte, Obst und Gemüse. Obst ist bei erhöhtem Harnsäurespiegel besonders empfehlenswert, da alle Obstsorten nur geringe Purinmengen enthalten.

Fette

Fette bestehen chemisch gesehen aus einer Verbindung von Glycerin mit Fettsäuren.

Viel Fett hemmt die Harnsäureausscheidung über die Niere.

Man unterscheidet je nach Sättigungsgrad zwischen gesättigten und ungesättigten Fettsäuren. Gesättigte Fettsäuren haben in ihrem chemischen Aufbau der Kohlenstoffkette keine Doppelbindung. Demgegenüber haben ungesättigte Fettsäuren eine (einfach ungesättigte Fettsäuren), zwei (zweifach ungesättigte Fettsäuren) oder mehrere Doppelbindungen (mehrfach ungesättigte Fettsäuren).

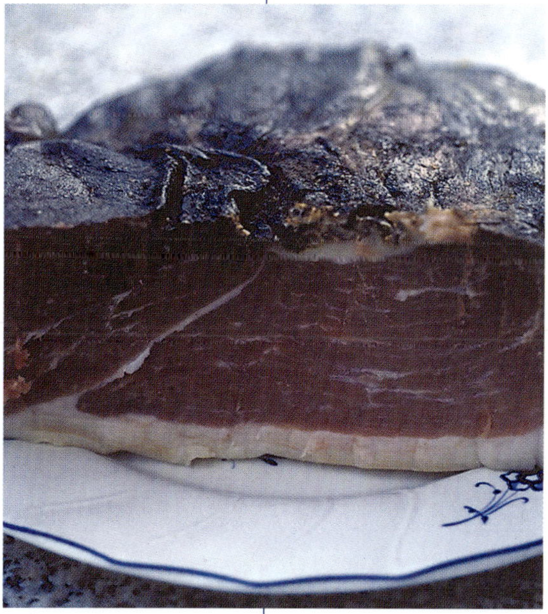

Fett dient dem Körper vorwiegend zur Energiebereitstellung, stellt jedoch auch essenzielle (= lebensnotwendige) Fettsäuren zur Verfügung und ist Träger von fettlöslichen Vitaminen. Daneben ist Fett Geschmacksträger. Fettreiche Speisen schmecken besonders gut und fein.

Pro Tag sollten nur 30 % der Nahrungsenergie aus dem Fett stammen. Das wären bei einer täglichen Energiezufuhr von 2.000 kcal rund 65 g Fett.

Eine besonders fettreiche Ernährung führt durch eine Erhöhung der Produktion von Ketonkörpern (= Fettabbauprodukten) zu einer Hemmung der Harnsäureausscheidung über die Niere. Damit steigt die Harnsäurekonzentration. Allerdings ist dazu eine extrem fettreiche Kost mit einem geringen Anteil an Kohlenhydraten (z. B. Atkins-Diät) erforderlich. Die Herkunft der Fette (tierisch oder pflanzlich) oder auch die Art des Fettes (gesättigte, einfach ungesättigte, mehrfach ungesättigte Fettsäuren) spielen hier keine Rolle.

Wenn erhöhte Harnsäurewerte auch im Rahmen des metabolischen Syndroms auftreten, sollte besonders auf eine Reduktion der Fettzufuhr, insbesondere auf eine Reduktion der gesättigten Fettsäuren (Vorkommen hauptsächlich in tierischen Produkten) geachtet werden.

Getränke

Bei erhöhten Harnsäurewerten und Gicht sollte die reine Trinkmenge 2 Liter pro Tag übersteigen.

Bei erhöhten Harnsäurewerten und Gicht sollte möglichst viel getrunken werden. Die reine Trinkmenge sollte 2 Liter pro Tag übersteigen. Je mehr getrunken wird, desto mehr Harn muss ausgeschieden werden und umso niedriger ist die Harnsäurekonzentration im Harn. So kann der Entstehung von Nierensteinen vorgebeugt werden. Besonders geeignet sind kalorienfreie Getränke wie Mineralwasser, Kräuter- und Früchtetees und verdünnte Fruchtsäfte.

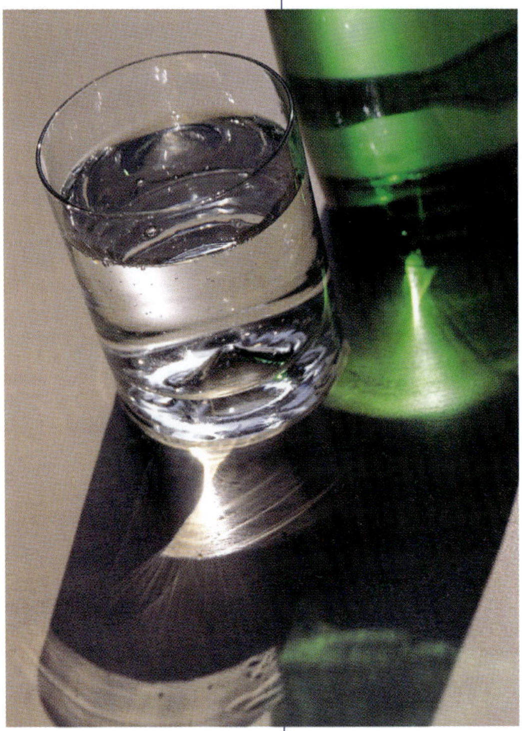

Alkohol

Alkohol beeinflusst den Harnsäurespiegel und die Harnsäureausscheidung auf mehreren Wegen. Prinzipiell bewirkt er eine vermehrte Harnsäurebildung und eine Hemmung der Harnsäureausscheidung über die Niere. Beim Genuss von Bier ist noch zu beachten, dass neben der Wirkung des Alkohols an sich auch der Puringehalt sehr hoch ist. Alkoholfreies Bier enthält etwa die gleiche Menge Purine. Vollbiere, wie Pilsener, Export- und Lagerbier, haben ca. 33 mg Purine pro 100 ml. Beim Leicht-Bier und beim alkoholfreien Bier ist der Puringehalt abhängig vom Produktionsverfahren: Bier, das auf Schankbasis hergestellt wird, besitzt 27 mg/100 ml. Ein auf Vollbierbasis gebrautes Light- oder alkoholfreies Bier enthält jedoch bis zu 40 mg/100 mg. Der unterschiedliche Puringehalt lässt sich hier durch die unterschiedliche Höhe des Stammwürzgehaltes erklären. Dieser bestimmt nämlich maßgeblich den Gehalt an Purinsubstanzen.

Fleisch und Alkohol sollten nicht gleichzeitig konsumiert werden. Entweder eine kleine Fleischportion oder ein Glas Alkohol.

Vorsicht bei alkoholischen Getränken! Gichtanfälle treten sehr oft nach einem „durchzechten" Abend auf.

Eine Gewichtsreduktion führt zum Abfall des Harnsäurespiegels.

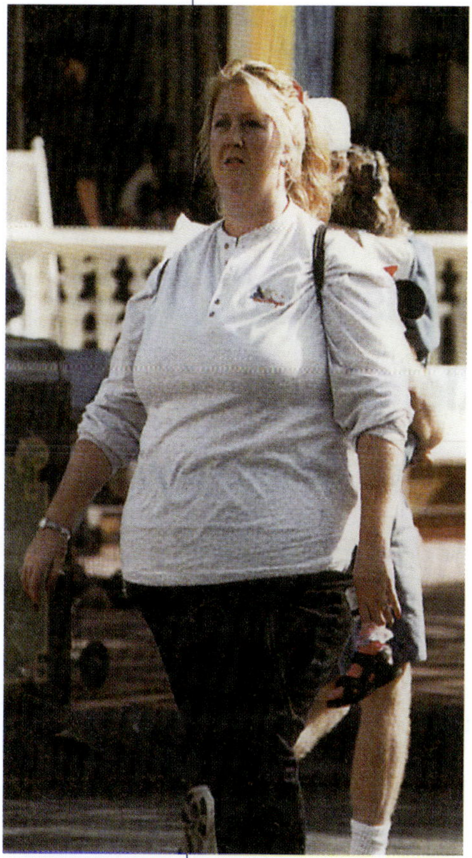

Kaffee, Tee, Kakao

Entgegen früheren Empfehlungen braucht man heute nicht mehr auf Kaffee, Tee und Kakao verzichten. Sie erhöhen die Harnsäurewerte nicht. Sie enthalten zwar Purine, diese werden aber nicht zu Harnsäure abgebaut.

Nahrungsenergie

Die Gesamtnahrungsenergiezufuhr soll immer dem Bedarf entsprechen. Eine übermäßige Energiezufuhr führt zum Übergewicht. Klinische Daten zeigen, dass 50 % der Hyperurikämiker und Gichtkranken übergewichtig sind.
Bei schwer übergewichtigen Personen besteht fast immer eine Hyperurikämie, die gewöhnlich auf eine übermäßige Energie- und damit Purinaufnahme zurückzuführen ist.

Eine Gewichtsreduktion führt zum Abfall des Harnsäurespiegels. Nach einer Gewichtsreduktion stellt sich eine neue, niedrigere Harnsäurekonzentration ein.

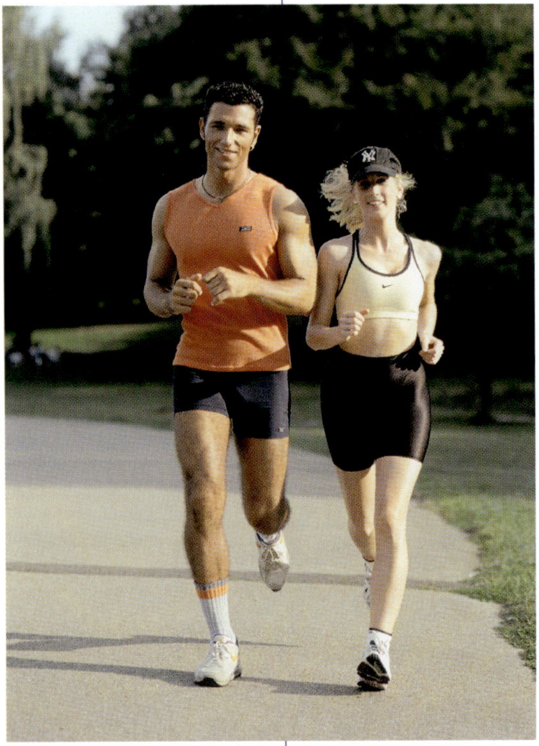

Wichtig ist bei bestehendem Übergewicht eine langsame Gewichtsreduktion. Eine völlige Nahrungskarenz (= Fasten) bewirkt, dass in der Leber vermehrt Ketonkörper (= Fettabbauprodukte) gebildet werden. Diese Ketonkörper hemmen die Harnsäureausscheidung über die Niere, dadurch steigt die Harnsäurekonzentration an. Es sollten auch keine einseitigen Diäten durchgeführt werden, sondern durch eine Ernährungsumstellung und mehr Bewegung langsam zwischen 300 und 500 g Körpergewicht pro Woche reduziert werden.

Wichtig ist, dass man, falls man übergewichtig ist, das Normalgewicht anstrebt.

Zur Definition des Körpergewichtes verwendet man den so genannten „Body-Mass-Index“ (BMI). Dieser wird aus dem Körpergewicht in Kilogramm dividiert durch die Körpergröße in Metern zum Quadrat errechnet.

Mehr Bewegung und das Körpergewicht langsam zwischen 300 und 500 g pro Woche reduzieren!

$$\textbf{BMI:}\ \frac{\text{Körpergewicht in kg}}{\text{Körpergröße in m x Körpergröße in m}}$$

Als normalgewichtig gelten Personen mit einem Body-Mass-Index zwischen 18,5 kg/m² und 24,9 kg/m². Werte zwischen 25 und 29,9 kg/m² zeigen, dass bereits Übergewicht besteht und ab einem Body-Mass-Index von 30,0 kg/m² ist man schon schwer übergewichtig.

Grundsätzliche Ernährungsrichtlinien bei Gicht:

- Möglichst Verzicht auf purinreiche Lebensmittel (z. B. Innereien, Fleisch, bestimmte Fisch- und Gemüsesorten).
- Nur mäßiger Verzehr von Fleisch und Fisch (100 g).
- Deckung der Eiweißzufuhr durch fettarme Milchprodukte und Eier.
- Auf Alkohol verzichten oder nur in beschränkten Mengen konsumieren.
- Mindestens 2 Liter Flüssigkeit pro Tag, um die Ausscheidung der Harnsäure sicherzustellen.
- Kontrolle der täglichen Energiezufuhr, da eine übermäßige Nahrungszufuhr Gichtanfälle auslösen kann.
- Normalgewicht halten oder anstreben. Jedoch nicht fasten! Durch Abbauprodukte kann die Harnsäureausscheidung gehemmt und ein Gichtanfall ausgelöst werden.
- Auch bei Beschwerdefreiheit nicht auf die Diät vergessen!

Nur mäßiger Verzehr von Fleisch und Fisch (100 g/Portion).

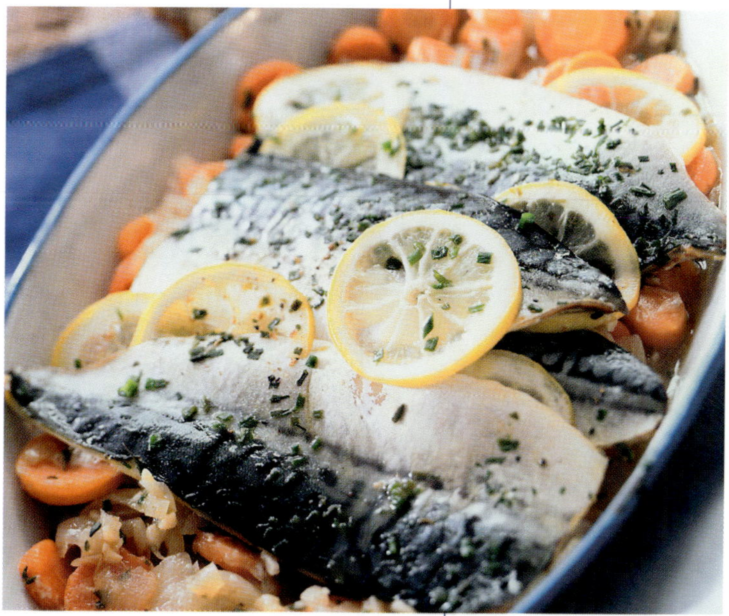

Folgende Nahrungsmittel sollten im Speiseplan nicht enthalten sein:

- **Alle Lebensmittel mit einem Harnsäuregehalt über 250 mg/100 g**
- Innereien (Bries, Herz, Leber, Nieren) und Produkte aus Innereien (Leberwurst)
- Fette Fleisch-, Wurst- und Fischwaren (Schweinebraten, Gans, Ente, Geflügel mit Haut, Bratwürste, Salami, Kantwurst, Heringe, Sprotten, Ölsardinen, Hummer, Muscheln, Garnelen, Räucherlachs)
- Große Mengen von Fetten und Ölen
- Fettreiche Milch und Milchprodukte (über 45 % F. i. T.)
- Große Mengen Alkohol
- Fleischextrakte
- Hefe und Hefeprodukte

Große Mengen Alkohol meiden!

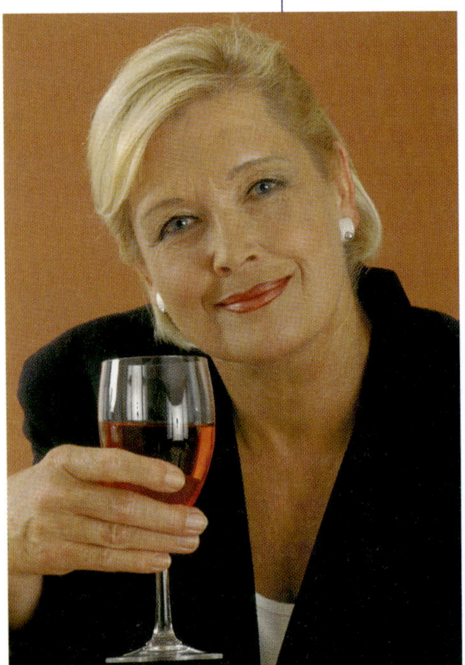

Eingeschränkt empfehlenswert sind:

- Magere Fleisch- und Wurstsorten
- Geflügel ohne Haut
- Fettarme Fischsorten (Heilbutt, Seezunge, Kabeljau, Scholle, Seelachs)
- Hülsenfrüchte
- Gemüse mit Harnsäurewerten ab 45 mg/100 g: Schwarzwurzeln, Sellerie, Spinat, Mangold, Kohlsprossen, Karfiol (Blumenkohl)
- Pilze mit Harnsäurewerten ab 45 mg/100 g: Steinpilze, Champignons

Gemüsesorten wie Karfiol (Blumenkohl), Spinat, Sellerie sind eingeschränkt empfehlenswert.

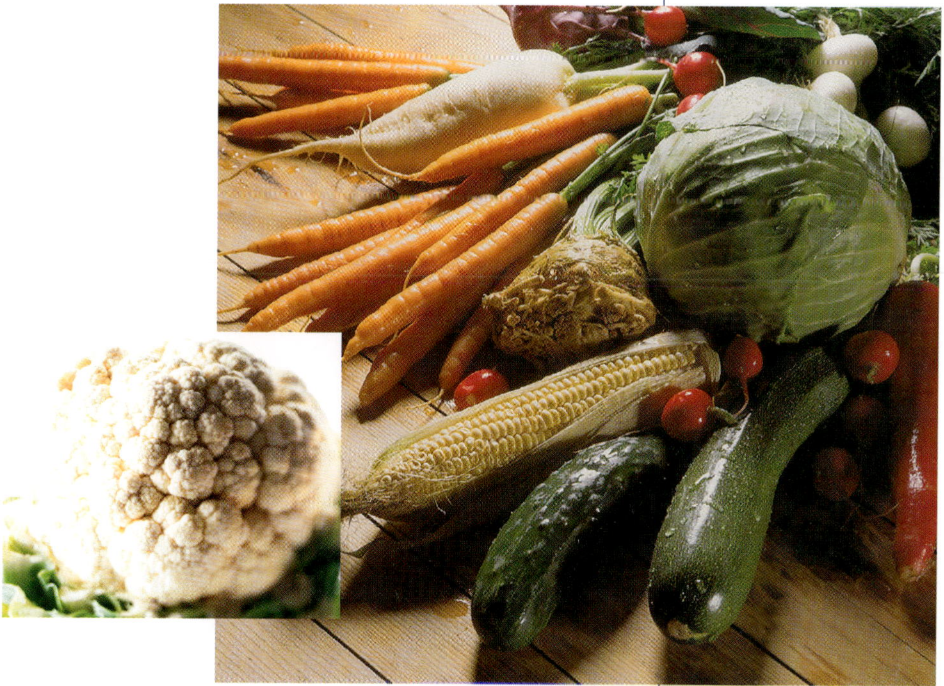

Folgende Nahrungsmittel sind empfehlenswert:

- Magere Milchprodukte
- 2 – 3 Eier pro Woche
- Gemüse mit einem Harnsäuregehalt bis 45 mg/100 g:
  Gurken, Karotten, Rettich, Zwiebeln
  Salat
  Kürbis, Melanzani, Kraut (Kohl), Kohlrabi, Zucchini, Fenchel
  Sauerkraut, Paprika, Tomate, Radieschen
  Kartoffeln
- Alle Obstsorten (Ausnahme: getrocknete Früchte)
- Getreide und Getreideprodukte
- Mineralwasser, Tee, Kaffee, Obstsäfte

Sauerkraut kann man immer empfehlen!

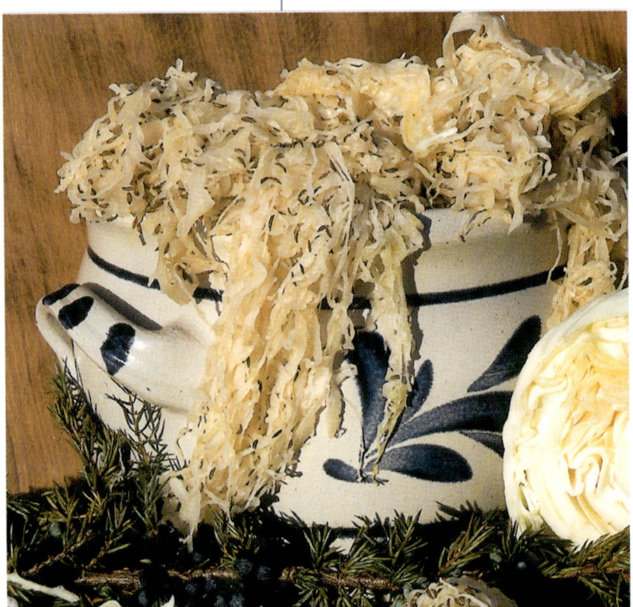

Harnsäuregehalt in mg pro 100 g

Fleisch, Innereien, Wurst	
Kalbsbries, gegart	1.468
Schweineniere, gegart	390
Schweineleber, gegart	289
Gänseleber, frisch	250
Schweineschnitzel, gegart	226
Schweinekotelett, gegart	211
Kalbsherz, gegart	210
Kalbsschnitzel, gegart	210
Kalbskotelett, gegart	198
Gänseleberpastete	166
Corned Beef	157
Huhn mit Haut, gegart	157
Schweineschinken	156
Rindsschulter, gegart	155
Hirsch, gegart	155
Rindsfilet, gegart	154
Reh, gegart	154
Salami	134
Leberpastete	131
Kantwurst	127
Knacker	124
Käsekrainer	113
Lammschlegel (-keule)	111
Geselchtes	110
Pressschinken	110
Leberkäse	97
Mortadella	85
Debreziner	84
Krakauer	81
Frankfurter	76

Fische und Fischkonserven	
Hering, geräuchert	221
Anchovis	189
Forelle, gegart	161
Hering, gegart	158
Tunfisch, Konserve in Öl, abgetropft	148
Krabben	147
Tintenfisch, gegart	128
Seezunge, gegart	102
Austern	90
Karpfen, gegart	87
Scholle, gegart	78
Miesmuscheln	46
Hummer, gegart	41

Getreide und Getreideprodukte	
Knäckebrot	79
Buchweizen, gegart	59
Vollkornbrot	57
Semmel	56
Grünkern, gegart	49
Hafer, gegart	40
Weizen, gegart	35
Reis, gegart	34
Roggen, gegart	27

Hülsenfrüchte und Produkte aus Hülsenfrüchten	
Erbsen, frisch	150
Sojasoße	76
Bohnen, weiß, gegart	75
Linsen, gegart	75
Tofu	65
Miso	60
Zuckererbsen, frisch	60
Saubohnen, gegart	55
Fisolen (grüne Bohnen), gegart	47
Kichererbsen	46

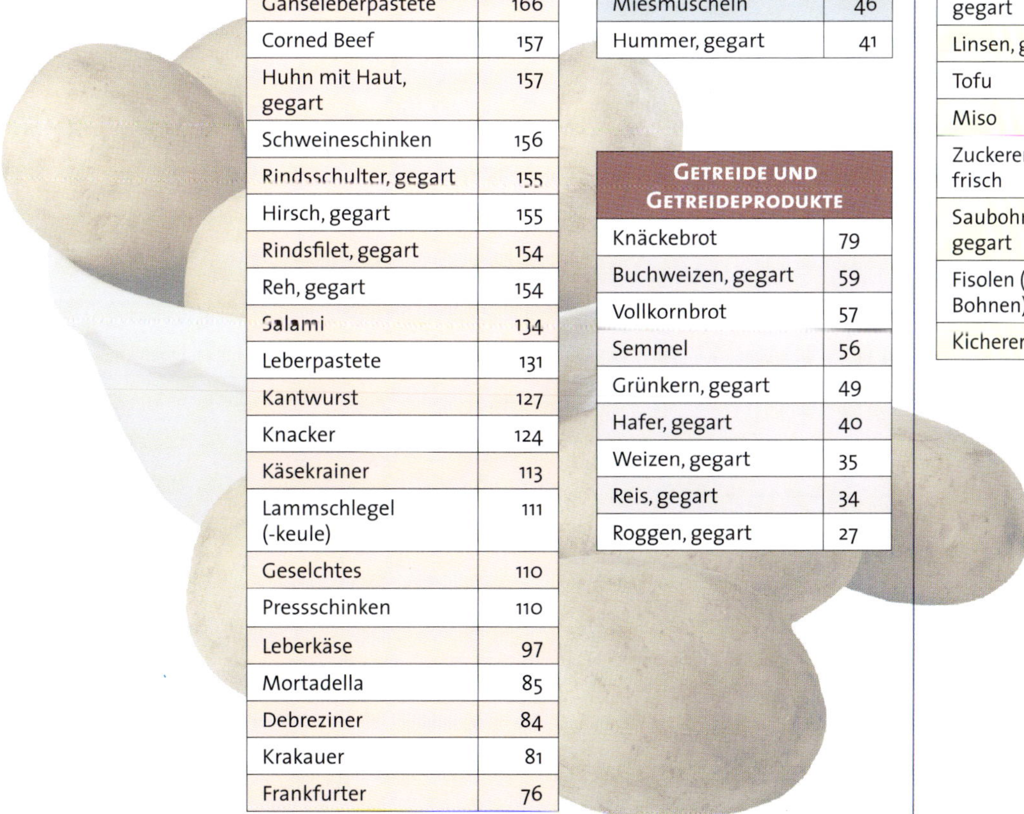

Harnsäuregehalt in mg pro 100 g

Gemüse	
Schwarzwurzeln, gegart	74
Sellerie, frisch	70
Blattspinat, gegart	59
Mangold, gegart	59
Brokkoli, gegart	53
Kohlsprossen	47
Karfiol (Blumenkohl), gegart	45
Sauerkraut, gegart	22
Melanzani, gegart	22
Kraut, gegart	21
Kohlrabi, frisch	20
Spargel, gegart	18
Zucchini, frisch	17
Fenchel, frisch	16
Kartoffeln, gegart	16
Gemüsepaprika, rot, frisch	15
Karotte, frisch	12
Gemüsepaprika, gelb, frisch	10
Gemüsepaprika, grün, frisch	10
Radieschen	10
Tomate, frisch	10
Endiviensalat	9
Kopfsalat	7
Gurke, frisch	6
Feldsalat	6

Samen und Nüsse	
Sonnenblumenkerne	160
Erdnüsse	70
Haselnüsse	40
Walnüsse	25
Paranüsse	22

Pilze	
Steinpilz	80
Champignon	67
Shiitakepilz	50
Morchel	30
Eierschwammerl (Pfifferling)	30

Milch und Milchprodukte, Eier	
Cottage cheese	0
Jogurt	0
Magermilch	0
Topfen (Quark)	0
Vollmilch, 3,6 % Fett	0
Eier	5
Brie, 70 % F. i. T.	10
Camembert, 70 % F. i. T.	10
Fruchtjogurt	11
Edamer, 45 % F. i. T.	10
Emmentaler, 45 % F. i. T.	11
Gouda, 45 % F. i. T.	10
Gorgonzola	10
Bierkäse, 15 % F. i. T.	25

Obst	
Marille, getrocknet	118
Rosinen	107
Feige, getrocknet	68
Erdbeeren	25
Weintraube	20
Marille	18
Banane	17
Kiwi	17
Feige, frisch	15
Kirschen	15
Apfel	14
Birne	14
Orange	11
Dattel	13
Mandarine	13
Ananas	11
Papaya	11
Mango	10
Rhabarber	5

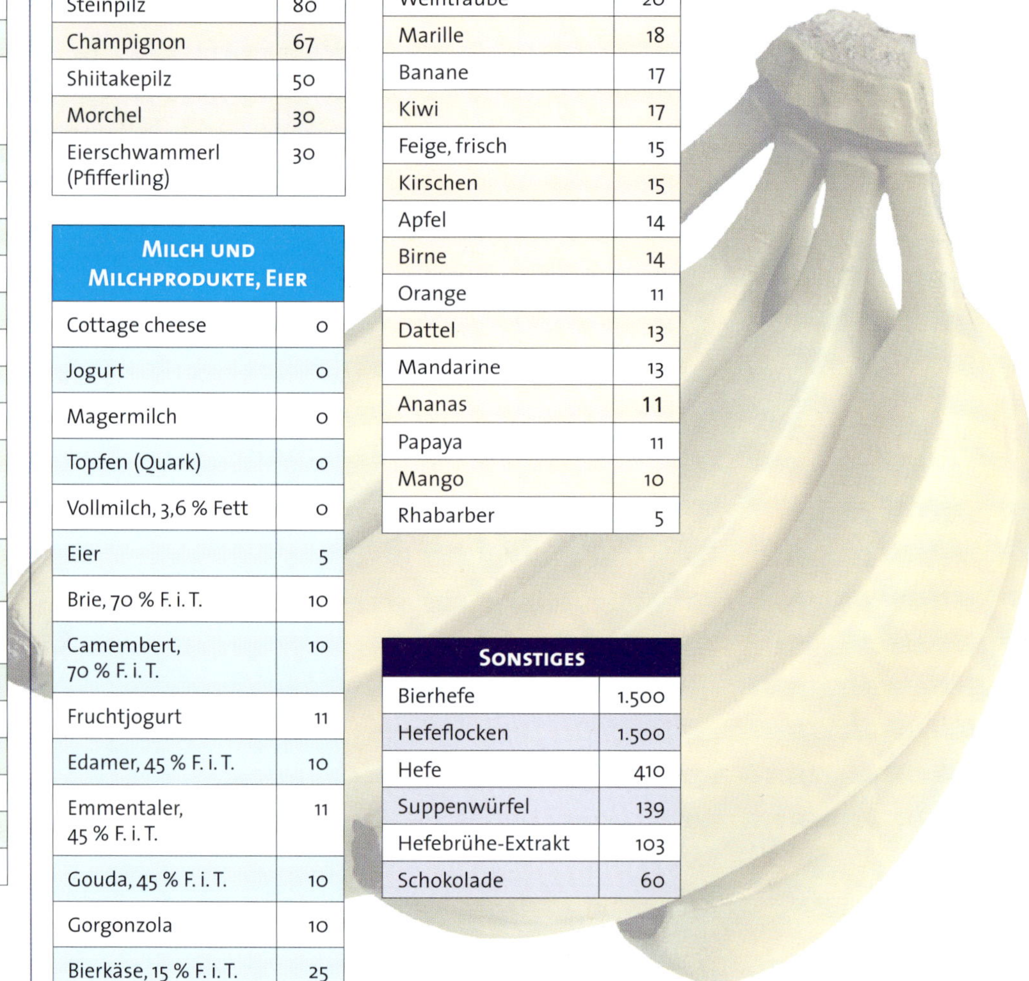

Sonstiges	
Bierhefe	1.500
Hefeflocken	1.500
Hefe	410
Suppenwürfel	139
Hefebrühe-Extrakt	103
Schokolade	60

Rezepte

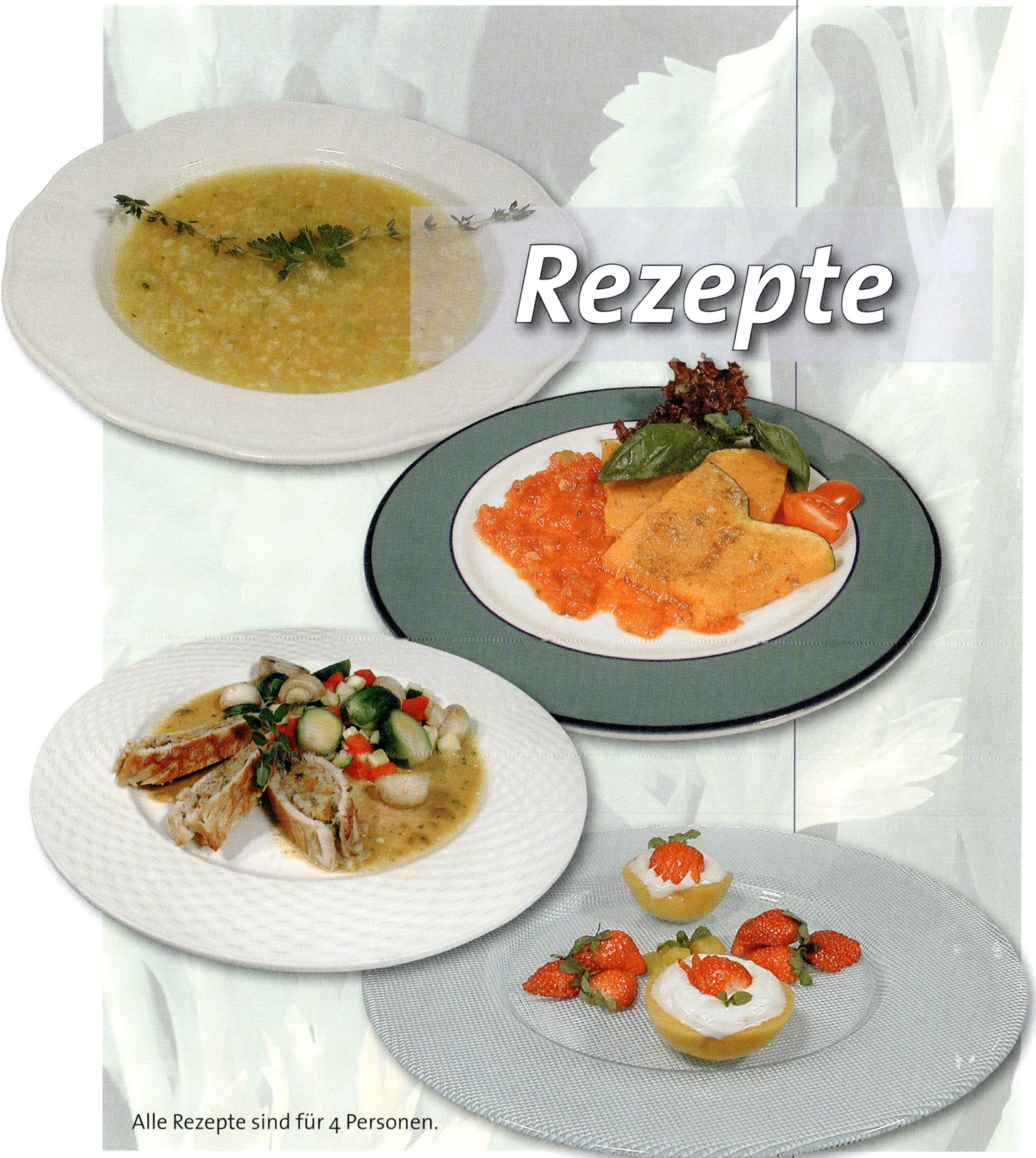

Alle Rezepte sind für 4 Personen.

Salate

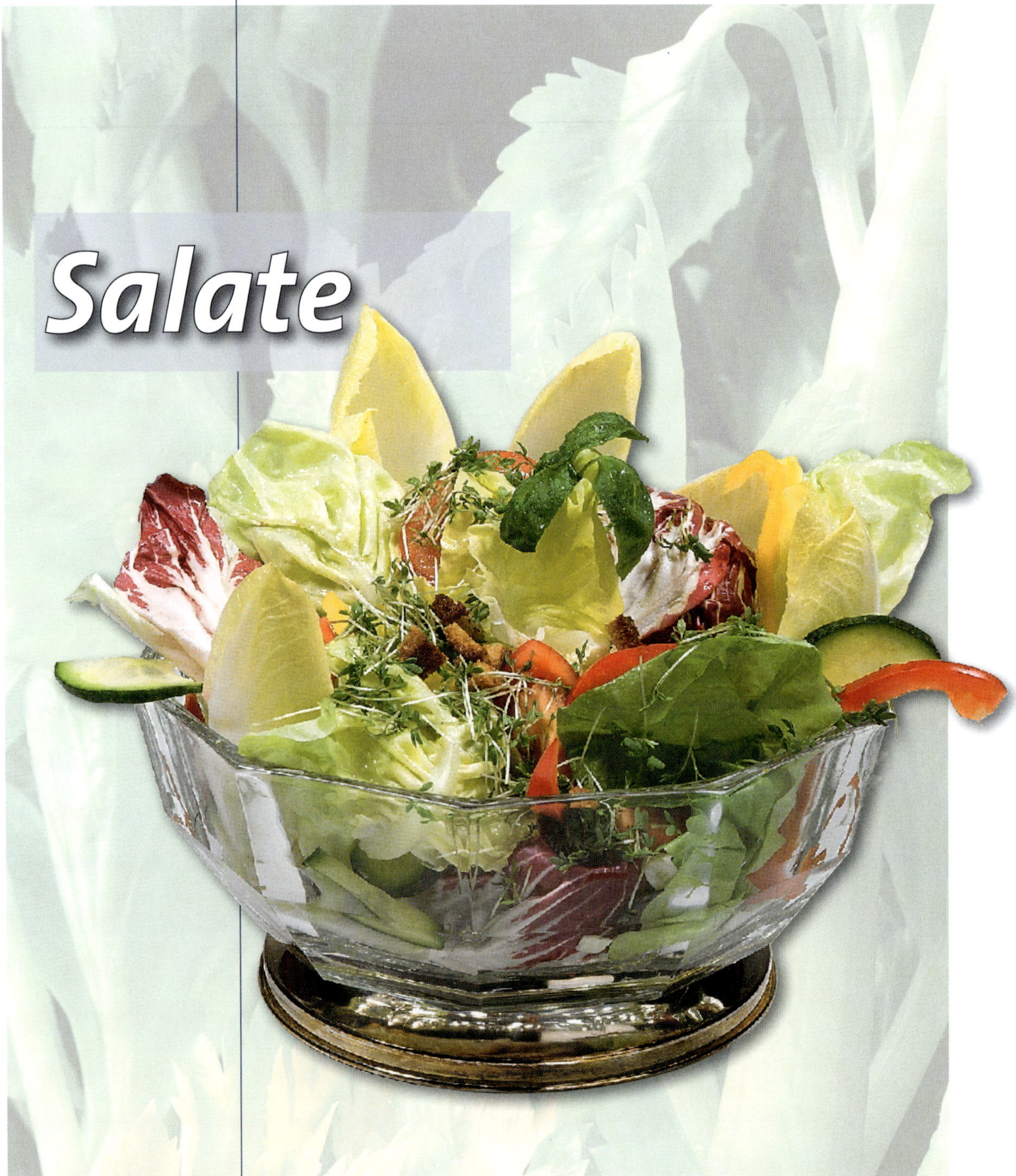

Frühlingssalat

mit frischem Schafkäse

2 Stk. kleiner grüner Salat (300 g)
200 g Radieschen
80 g Frühlingszwiebeln
2 EL Olivenöl
Essig · Salz,
200 g frischer Schafkäse

Zubereitung:

Salat waschen, in mundgerechte Stücke teilen. Radieschen und Frühlingszwiebeln blättrig schneiden. Schafkäse in Scheiben schneiden. Grünen Salat marinieren und auf Tellern anrichten. Radieschen, Zwiebeln und Schafkäse darüber verteilen.

Nährwert pro Portion

kcal:	163	mehrfach ungesättigte Fettsäuren:	0,8 g
kJ:	681	Kohlenhydrate:	2,9 g
Eiweiß:	10,2 g	Ballaststoffe:	2,4 g
Fett:	12,2 g	Cholesterin:	23 mg
gesättigte Fettsäuren:	6,5 g	Natrium:	717 mg
einfach ungesättigte Fettsäuren:	4,2 g	**Harnsäure:**	**31 mg**

Bunter Kartoffelsalat

mit Schinkenröllchen

200 g Putenschinken, aufgeschnitten
600 g Kartoffeln
200 g Radieschen
200 g Gurken
100 g Frühlingszwiebeln
150 g Zuckermais, tiefgekühlt oder aus der Dose
80 g Vogerlsalat (Rapunzelsalat)

Marinade:

Salz · 1/16 l Essig · 1/8 l Wasser,
1 Spritzer flüssiger Süßstoff
1 1/2 EL Öl

Zubereitung:

Für die Marinade alle Zutaten vermischen. Gekochte Kartoffeln blättrig schneiden. Radieschen je nach Größe achteln oder vierteln. Gurken in Würfel schneiden, Frühlingszwiebeln der Länge nach halbieren und in 4 mm dicke Scheiben schneiden. Tiefgekühlten Zuckermais kochen.

Gemüse mit der Marinade vermischen und durchziehen lassen. Salat mit Vogerlsalat und gerollten Schinken garnieren.

Nährwert pro Portion

kcal:	281	mehrfach ungesättigte Fettsäuren:	2,2 g
kJ:	1.175	Kohlenhydrate:	29 g
Eiweiß:	18,1 g	Ballaststoffe:	6,1 g
Fett:	9,4 g	Cholesterin:	49 mg
gesättigte Fettsäuren:	2,2 g	Natrium:	201 mg
einfach ungesättigte Fettsäuren:	2,3 g	**Harnsäure:**	**131 mg**

Vitaminsalat

mit gebratenem Tofu

400 g Tofu
30 g Sojasoße, Salz
wenig Pfeffer
2 Knoblauchzehen
20 g Olivenöl

1 grüner Salat (200 g)
100 g Vogerlsalat (Rapunzel)
100 g Lollo Rosso
50 g roter Paprika
100 g frische Ananas
20 g Sonnenblumenkerne

Marinade:
200 g mageres
Jogurt, 1,5 % Fett
Salz, Zitronensaft
etwas Süßstoff
20 g Petersilie gehackt

Nährwert pro Portion	
kcal:	234
kJ:	981
Eiweiß:	16,3 g
Fett:	14,3 g
gesättigte Fettsäuren:	2,4 g
einfach ungesättigte Fettsäuren:	5,4 g
mehrfach ungesättigte Fettsäuren:	5,7 g
Kohlenhydrate:	9,5 g
Ballaststoffe:	4 g
Cholesterin:	2,5 mg
Natrium:	226 mg
Harnsäure:	**105 mg**

Zubereitung

Tofu in 2 cm große Würfel schneiden, in Sojasoße und gehacktem Knoblauch, Salz und Pfeffer marinieren. Aus der Marinade nehmen und in Olivenöl abbraten. Für den Salat das Gemüse putzen und waschen. Salat und Lollo Rosso in mundgerechte Stücke teilen, Paprika in Streifen schneiden, Ananas schälen, blättrig schneiden und Sonnenblumenkerne hacken.

Zutaten für die Marinade verrühren und mit dem Salat mischen. Mit Ananas, Tofu und Sonnenblumenkernen garnieren.

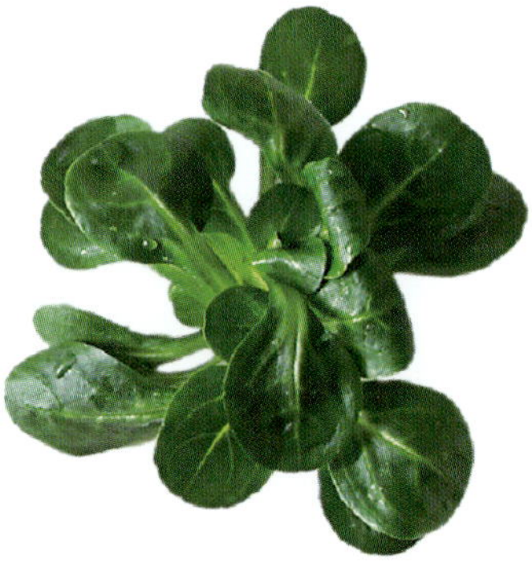

Suppen

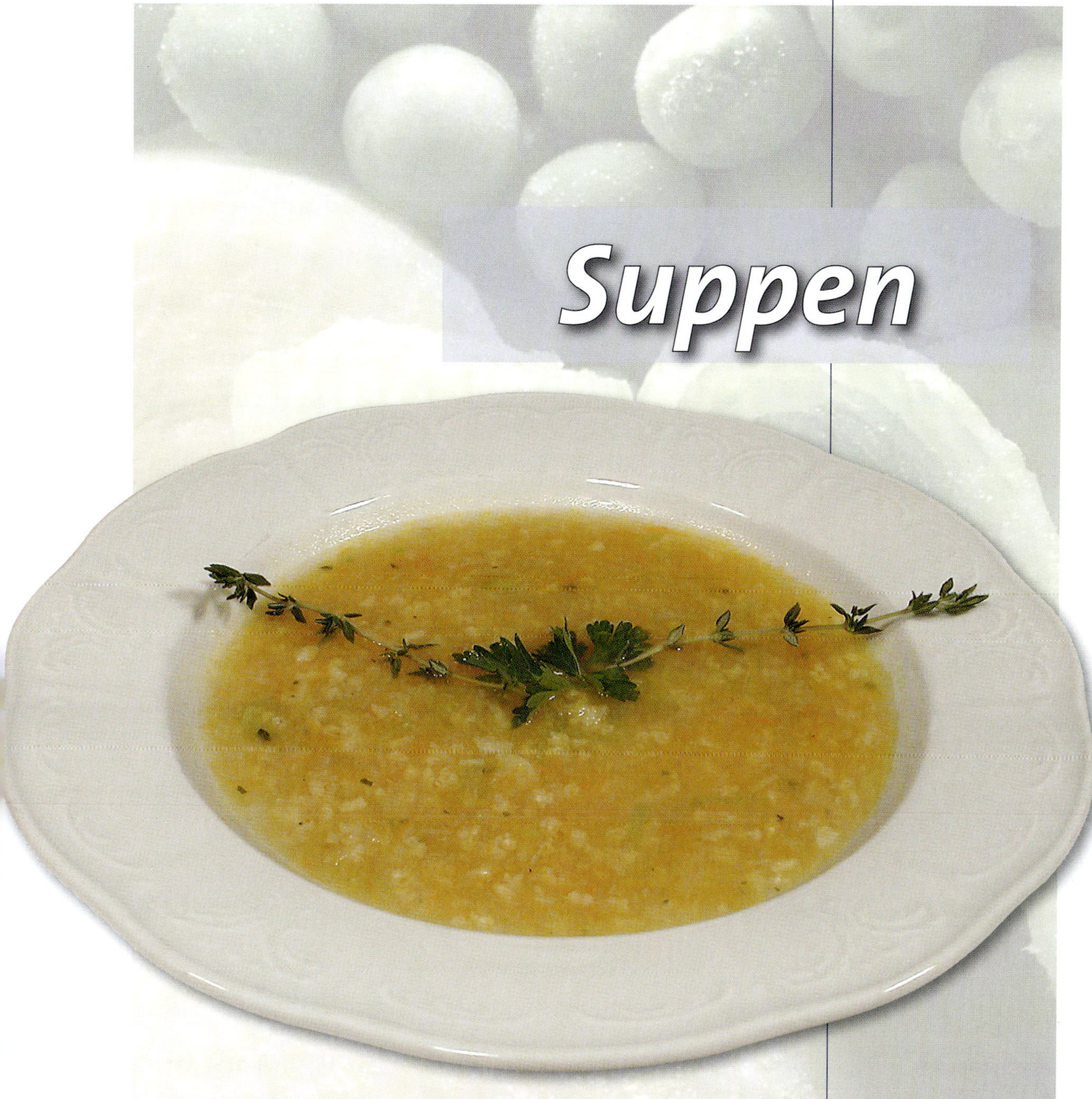

Topinambur-Hirse-Suppe

1 KL Margarine
1 Stück Karotte
1 Stück gelbe Rübe
1 Stück Petersilienwurzel
80 g Porree, roh
1 kleine Zwiebel
2 Stück Knoblauchzehen
60 g Hirse · 1,25 l Wasser
1 EL vegetabile Suppenwürze
200 g Topinambur, roh · Salz
1 Bund Petersilie oder nach Belieben andere Küchen- oder Wildkräuter

Zubereitung:

Gemüse waschen, putzen und fein reiben, Zwiebel und Knoblauch hacken, sofort in die erhitzte Margarine geben, anlaufen lassen, mit Wasser aufgießen, würzen. Hirse dazugeben, Suppe würzen, ca. 30 Minuten köcheln lassen.

Topinambur mit einer Bürste gut abreiben, abschwemmen und in die Suppe reiben, ca. 10 Minuten mitkochen.

Suppe mit gehackten Kräutern servieren.

Nährwert pro Portion			
kcal:	139	mehrfach ungesättigte Fettsäuren:	4,3 g
kJ:	584	Kohlenhydrate:	11,1 g
Eiweiß:	4,2 g	Ballaststoffe:	10,8 g
Fett:	8,6 g	Cholesterin:	0 mg
gesättigte Fettsäuren:	1,5 g	Natrium:	527 mg
einfach ungesättigte Fettsäuren:	2,4 g	**Harnsäure:**	**46 mg**

Kürbiscremesuppe

1 kleine Zwiebel
3 EL Tomatenmark
500 g Kürbis, roh
1 l Wasser
1 EL vegetabile Suppenwürze
Salz, 2 Lorbeerblätter

Einlage:
40 g Brot
2 Stück Knoblauchzehen
10 g Margarine

Zubereitung:

Zwiebel fein hacken, mit ganz wenig Wasser im Topf so lange köcheln, bis das Wasser verdunstet ist und die Zwiebel leicht Farbe nimmt. Mit 1 Liter Wasser aufgießen, Tomatenmark und den in Stücke geschnittenen Kürbis dazugeben, weich kochen, würzen. Lorbeerblätter einige Zeit in der Suppe ziehen lassen, vor dem Anrichten entfernen.

Suppe mit Mixstab pürieren und mit gerösteten Brotwürfeln servieren.

Einlage:
Brot in Würfel schneiden, in Margarine leicht anrösten und mit gehacktem Knoblauch bestreuen.

Nährwert pro Portion			
kcal:	139	mehrfach ungesättigte Fettsäuren:	3,4 g
kJ:	582	Kohlenhydrate:	15,3 g
Eiweiß:	3,6 g	Ballaststoffe:	3,4 g
Fett:	6,8 g	Cholesterin:	0 mg
gesättigte Fettsäuren:	1,1 g	Natrium:	476 mg
einfach ungesättigte Fettsäuren:	1,9 g	**Harnsäure:**	**37 mg**

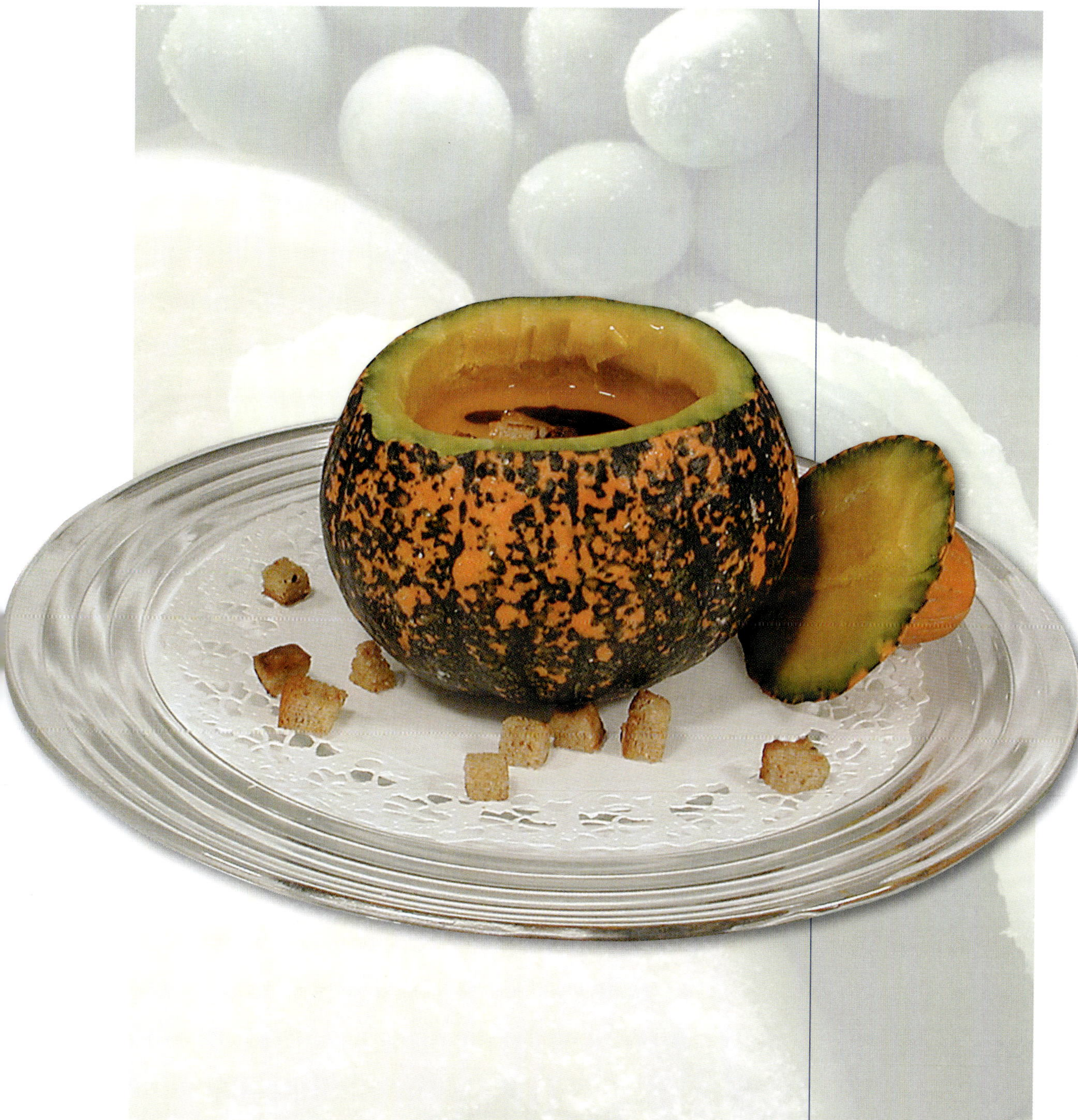

Knoblauchsuppe

10 g Margarine
1 kleine Zwiebel
8 Knoblauchzehen
20 g Dinkelmehl
0,5 l Wasser
0,25 l Milch, 3,6 % Fett
Muskatnuss, Salz, Pfeffer
1 Bund Schnittlauch

Einlage:
1 Stück Semmel

Zubereitung:

Zwiebel und Knoblauch fein hacken.

Margarine erhitzen, zuerst die Zwiebel leicht anrösten, dann Knoblauch kurz mitrösten und mit der halben Menge Wasser aufgießen. Suppe köcheln lassen.

Dinkelmehl und restliches Wasser glatt verrühren, in die Suppe einkochen. Suppe würzen. Milch dazugeben und mit dem Mixstab aufschlagen.

Mit fein geschnittenem Schnittlauch und gebähten Semmelwürfeln servieren.

Nährwert pro Portion			
kcal:	114	mehrfach ungesättigte Fettsäuren:	0,7 g
kJ:	479	Kohlenhydrate:	13,7 g
Eiweiß:	4,3 g	Ballaststoffe:	1,4 g
Fett:	4,6 g	Cholesterin:	8,3 mg
gesättigte Fettsäuren:	2 g	Natrium:	153 mg
einfach ungesättigte Fettsäuren:	1,6 g	**Harnsäure:**	**14 mg**

Käsecremesuppe

mit Fenchelstreifen

2 EL glattes Mehl
400 g Milch, 3,6 % Fett
400 g Wasser
5 Ecken Schmelzkäse, 45 % F. i. T. (125 g)
1 EL vegetabile Suppenwürze
1 Bund grüne Petersilie

Einlage:
1 Stück Fenchelknolle, roh (120 g)

Zubereitung:

Milch-Wasser-Gemisch mit Mehl glatt abrühren, Käseecken dazugeben und die Suppe sämig kochen. Mit Suppenwürze und Salz würzen.

Fenchel in feine Streifen schneiden, in wenig Wasser kurz überkochen und in die fertige Suppe geben.

Mit gehackter Petersilie aufwerten.

Nährwert pro Portion			
kcal:	204	mehrfach ungesättigte Fettsäuren:	1,6 g
kJ:	853	Kohlenhydrate:	8,3 g
Eiweiß:	9 g	Ballaststoffe:	2,2 g
Fett:	14,9 g	Cholesterin:	40 mg
gesättigte Fettsäuren:	8,1 g	Natrium:	557 mg
einfach ungesättigte Fettsäuren:	4,3 g	**Harnsäure:**	**17 mg**

Andalusische Fischsuppe

2 kleine Zwiebeln
2 Stück Karotten (160 g)
350 g Kartoffeln
200 g Stangensellerie
2 Stück Tomaten, frisch
1,25 Liter Wasser
400 g Kabeljaufilet-Dorsch
Salz, wenig Pfeffer
1 Bund Petersilie

Zubereitung:

In einem Topf Wasser zum Kochen bringen, salzen, Tomaten blanchieren, Haut abziehen und schneiden.

Gemüse waschen, putzen und in ca. 2 cm große Stücke schneiden. In das kochende Wasser geben und weich kochen.

Kabeljaufilet etwas größer als das Gemüse schneiden und in der Suppe 10 Minuten ziehen lassen.

Mit Petersilie servieren.

Nährwert pro Portion			
kcal:	186	mehrfach ungesättigte Fettsäuren:	0,5 g
kJ:	777	Kohlenhydrate:	18 g
Eiweiß:	24,1 g	Ballaststoffe:	6 g
Fett:	1,3 g	Cholesterin:	60 mg
gesättigte Fettsäuren:	0,3 g	Natrium:	222 mg
einfach ungesättigte Fettsäuren:	0,1 g	**Harnsäure:**	**196 mg**

Bouillon ohne Fleisch

für verschiedene Suppeneinlagen

1 Stück Karotte (80 g) · 1 Stück gelbe Rübe (80 g)
1 Stück Petersilienwurzel (80 g) · 2 Stück Tomaten, frisch · 100 g Kohl · 100 g Porree, roh
100 g Zwiebeln · 4 Stück Knoblauchzehen
1,25 Liter Wasser
Pimentkörner, Pfefferkörner, Muskatblüte, Ingwer
verschiedene Küchen- oder Wildkräuter, z. B. Gundelrebe, Kerbelkraut, Liebstöckel
1 Bund Schnittlauch

Zubereitung:

Gemüse waschen, putzen und grob schneiden und mit 1 Liter Wasser zustellen, Gewürze dazugeben, 1 – 2 Std. köcheln lassen, abseihen und würzen. Kräuter zusammenbinden und einige Zeit in der Suppe ziehen lassen, Suppe eventuell nachwürzen.

Schnittlauch fein schneiden und in die fertige Suppe geben.

Die Suppe mit verschiedenen Einlagen servieren (Nudeln, Backerbsen, Reibgerstel, Käseröstschnitten).

Nährwert pro Portion (ohne Einlage)			
kcal:	61	mehrfach ungesättigte Fettsäuren:	0,4 g
kJ:	255	Kohlenhydrate:	8,3 g
Eiweiß:	3,3 g	Ballaststoffe:	5,2 g
Fett:	1,4 g	Cholesterin:	1 mg
gesättigte Fettsäuren:	0,5 g	Natrium:	5 mg
einfach ungesättigte Fettsäuren:	0,4 g	**Harnsäure:**	**41 mg**

Fischspeisen

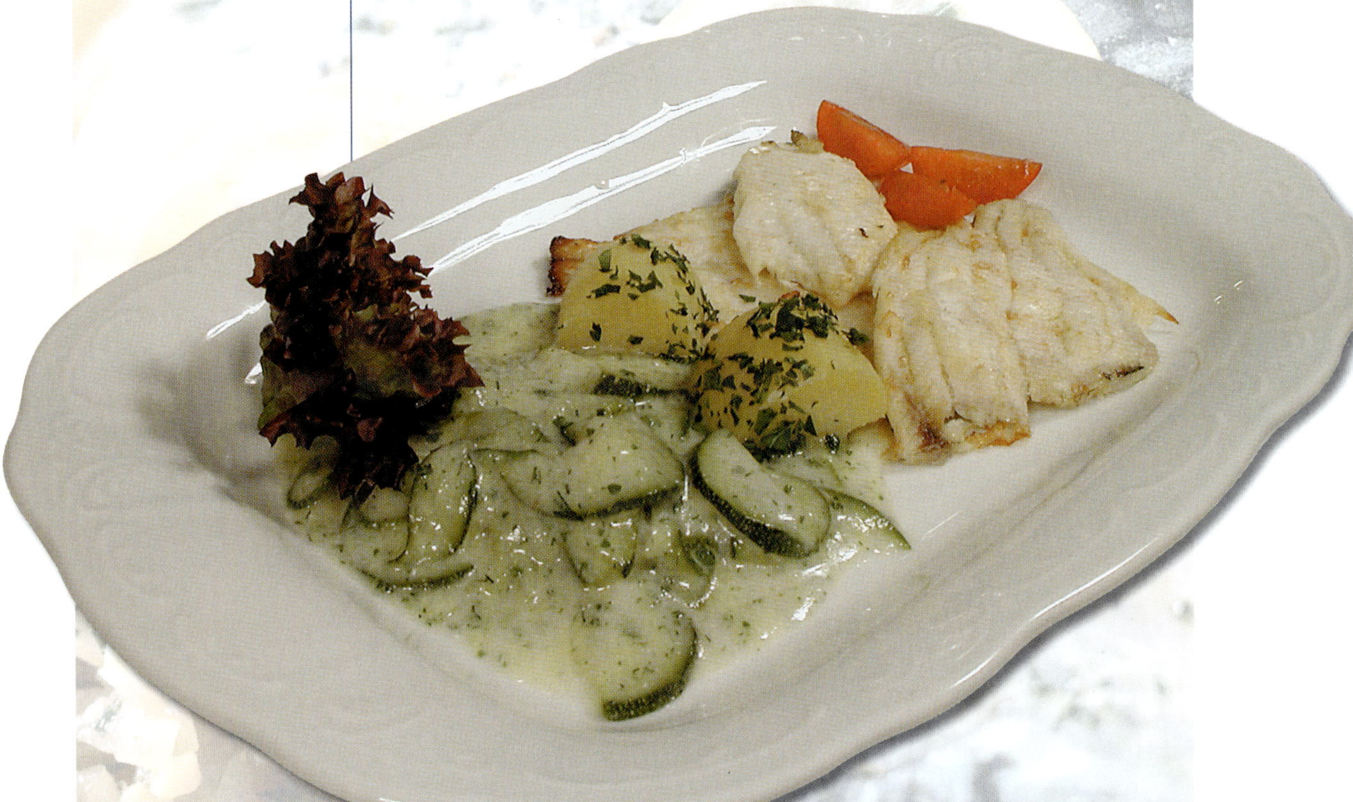

Gebratene Scholle

auf Zucchinisosse

600 g Scholle
Salz, Saft von 1/2 Zitrone
20 g Diätmargarine

Soße:
600 g Zucchini
20 g Diätmargarine
Salz, Curry
1 KL vegetabile Suppenwürze (20 g)
20 g Mehl
80 g Sauerrahm (saure Sahne), 15 % Fett
20 g Dillkraut

Zubereitung:

Zucchini der Länge nach durchschneiden und blättrig schneiden. Margarine erhitzen, Zucchini unter Zugabe von etwas Wasser und Suppenwürze dünsten, bis sie weich sind, würzen. Rahm, ein halbes Glas Wasser und Mehl versprudeln, Gemüse damit binden. Vor dem Anrichten mit gehacktem Dill würzen.

Schollenfilets salzen, mit Zitronensaft beträufeln und in einer beschichteten Pfanne in Margarine langsam braten.

Nährwert pro Portion			
kcal:	258	mehrfach ungesättigte Fettsäuren:	1,9 g
kJ:	1.080	Kohlenhydrate:	8,3 g
Eiweiß:	34,9 g	Ballaststoffe:	2,1 g
Fett:	9 g	Cholesterin:	100 mg
gesättigte Fettsäuren:	3,2 g	Natrium:	1,5 g
einfach ungesättigte Fettsäuren:	3 g	**Harnsäure:**	**236 mg**

Dorschfilet

auf Meerrettichsosse mit Brokkoli

500 g Dorschfilet · 0,30 l Wasser · 10 g vegetabile Suppenwürze · Salz, 5 Pfefferkörner, 5 Pimentkörner
2 Lorbeerblätter · 3 EL Essig

Soße:
30 g Diätmargarine · 40 g Mehl
Salz · 1/8 l Fischfond · 0,20 l Milch, 3,6 % Fett
40 g Meerrettich (Kren) aus dem Glas
10 g Zitronensaft · 300 g Brokkoli · Salz

Zubereitung:

Für den Fond Wasser mit allen Gewürzen zum Kochen bringen. Fischfilet einlegen und 15 Minuten ziehen lassen. Filet mit Schaumlöffel herausheben und zugedeckt warm stellen.

Soße: Mehl und Margarine aufschäumen lassen und mit Fischfond ablöschen, Milch dazugeben, gut verkochen lassen, würzen, eventuell mit etwas Zitronensaft nachwürzen. Meerrettich unterziehen und Fischfilet einlegen. Mit Brokkoli servieren.

Brokkoli: Salzwasser zum Kochen bringen, Brokkoli einlegen und ca. 8 Minuten im offenen Topf kochen und abgießen.

Nährwert pro Portion			
kcal:	229	mehrfach ungesättigte Fettsäuren:	2,2 g
kJ:	957	Kohlenhydrate:	9,1 g
Eiweiß:	30,5 g	Ballaststoffe:	3,9 g
Fett:	7,5 g	Cholesterin:	82 mg
gesättigte Fettsäuren:	2,3 g	Natrium:	428 mg
einfach ungesättigte Fettsäuren:	2,4 g	**Harnsäure:**	**208 mg**

Poschierter Kabeljau

auf Dillgurkensosse

500 g Kabeljaufilet
0,30 l Wasser
10 g vegetabile Suppenwürze
Salz, 5 Pfefferkörner
5 Pimentkörner
2 Lorbeerblätter
3 EL Essig

Soße:

400 g Salatgurke
20 g Diätmargarine
20 g Mehl
Salz
1/8 l Fischfond
1/8 l Milch, 3,6 %
1 Bund Dille

Nährwert pro Portion	
kcal:	192
kJ:	804
Eiweiß:	28 g
Fett:	5,8 g
gesättigte Fettsäuren:	1,6 g
einfach ungesättigte Fettsäuren:	1,7 g
mehrfach ungesättigte Fettsäuren:	1,9 g
Kohlenhydrate:	6,1 g
Ballaststoffe:	1,6 g
Cholesterin:	79 mg
Natrium:	670 mg
Harnsäure:	**176 mg**

Zubereitung:

Für den Fond Wasser mit allen Zutaten zum Kochen bringen. Fischfilet einlegen und 15 Minuten ziehen lassen. Filet mit Schaumlöffel herausheben und zugedeckt warm stellen.

Soße:

Salatgurke schälen und blättrig schneiden. In Margarine und Fischfond weich dünsten, mit Mehl stauben und aufgießen.

Milch zur Soße geben, aufkochen lassen und fein gehacktes Dillkraut dazugeben, nicht mehr kochen lassen. Kabeljaufilet in die Soße legen.

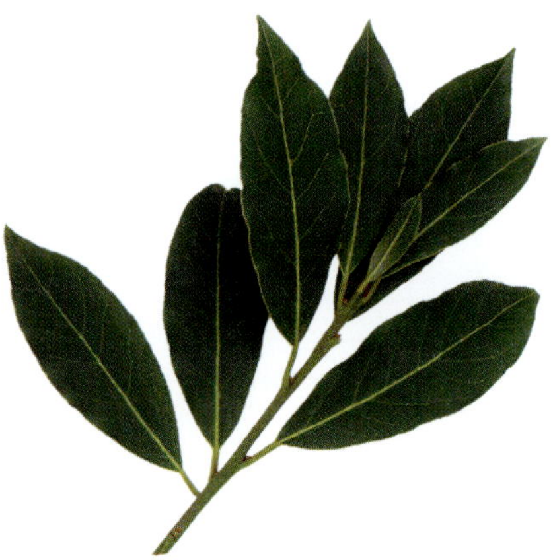

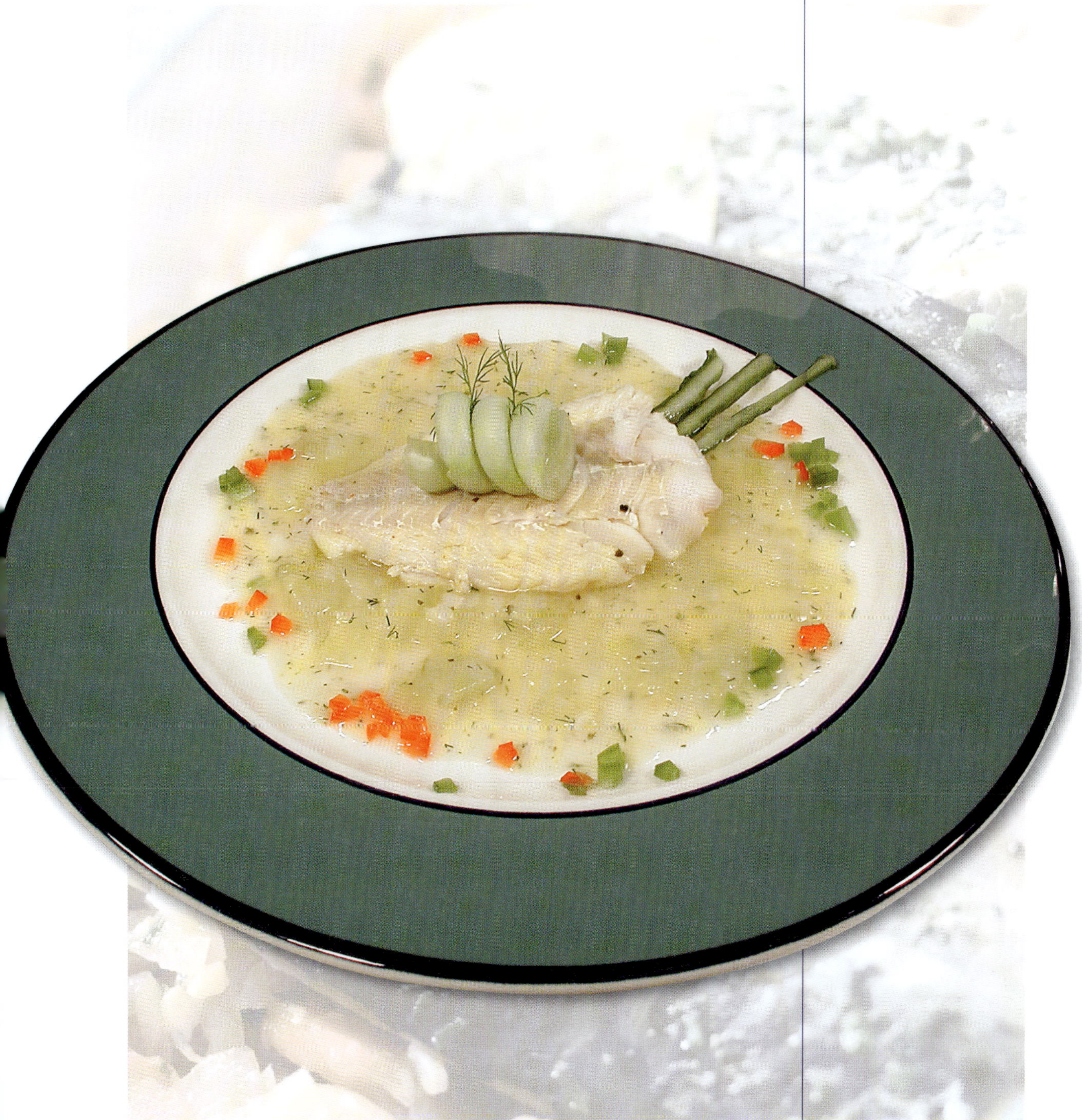

Gefüllte Seezungenröllchen

auf Tomatensosse mit Zucchini

500 g Seezungenfilet
Salz · 20 g Zitronensaft
50 g roter Paprika
50 g grüner Paprika
2 Knoblauchzehen
20 g Diätmargarine

Soße:
250 g Tomatenmark
2 KL Olivenöl
50 g Zwiebel
2 Knoblauchzehen
Salz, Oregano, Basilikum

Zucchini:
400 g Zucchini
20 g Diätmargarine
1 Bund Dill · Salz

Nährwert pro Portion	
kcal:	290
kJ:	1.215
Eiweiß:	31 g
Fett:	11,7 g
gesättigte Fettsäuren:	2,2 g
einfach ungesättigte Fettsäuren:	5,9 g
mehrfach ungesättigte Fettsäuren:	2,5 g
Kohlenhydrate:	14,3 g
Ballaststoffe:	4,1 g
Cholesterin:	75 mg
Natrium:	483 mg
Harnsäure:	**276 mg**

Zubereitung:

Tomatensoße:
Fein gehackte Zwiebel und Knoblauch in Olivenöl anlaufen lassen, Tomatensaft dazugeben, würzen und ca. 15 Minuten köcheln lassen.

Seezungenfilet säuern und salzen. Filet der Länge nach in 8 Portionen teilen. Fischfilets mit flüssiger Margarine bepinseln. Gemüse in Streifen schneiden. Filets damit belegen und einrollen.
In die Auflaufform zuerst Tomatensoße geben und die Röllchen locker einsetzen, mit Alufolie abdecken und im Backofen bei 180 °C 20 Minuten garen.

Zucchinigemüse:
Zucchini in feine Streifen schneiden. In Margarine bissfest dünsten, eventuell etwas Wasser beifügen. Mit Salz und fein gehacktem Dill abschmecken.

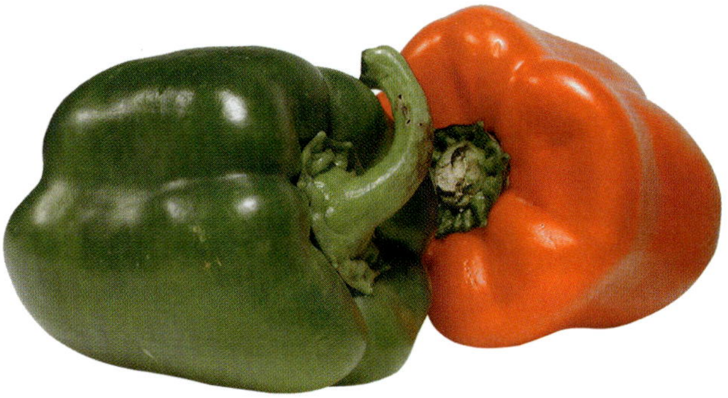

Fleischgerichte

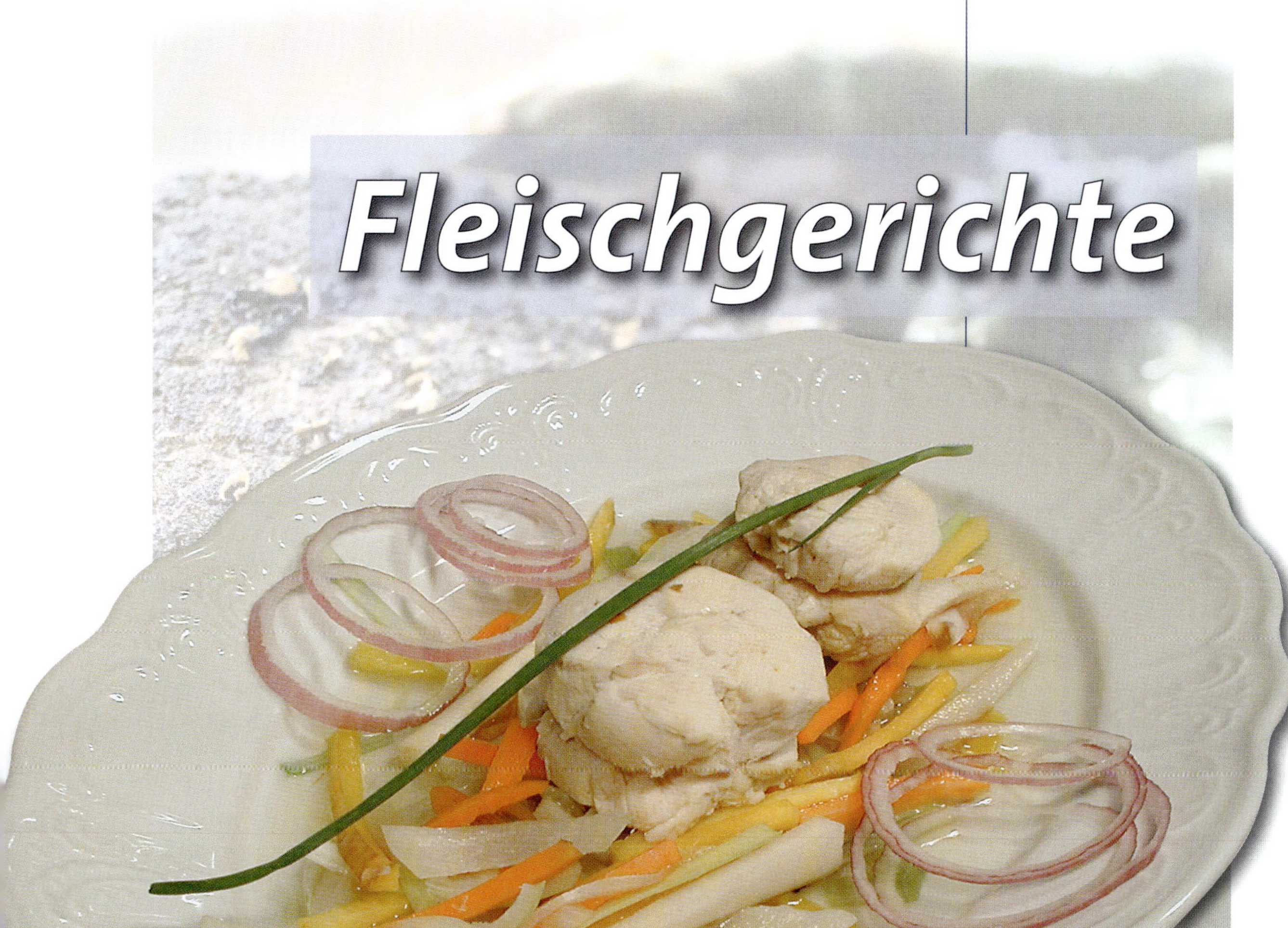

Hühner-Medaillons

auf Wurzelgemüse mit Kren (Meerrettich)

450 g Hühnerfilet · 80 g Karotten
80 g Petersilienwurzel · 80 g gelbe Rüben
50 g Topinambur · 80 g Zwiebeln
80 g Lauch · 0,25 l Wasser
Salz, Pfefferkörner, Lorbeerblatt, Pimentkörner
1 KL Stärkemehl und etwas Wasser
30 g Kren aus dem Glas · 30 g Schnittlauch

Zubereitung:

Hühnerfilet in 2,5 cm dicke Scheiben schneiden und mit Spagat (Bindfaden) rund binden, etwas salzen. Wasser und Gewürze zum Kochen bringen, 10 Minuten kochen, Gewürze entfernen. Gemüse feinnudelig schneiden, in das kochende Wasser geben, Fleisch obenauf setzen. Topf zudecken, Fleisch und Gemüse 20 Minuten köcheln lassen.

Fleisch herausnehmen, Spagat (Bindfaden) entfernen. Suppe mit Stärkemehl leicht binden und mit Kren abschmecken. Auf Suppenteller anrichten, Fleisch obenauf setzen, mit Schnittlauch bestreuen.

Nährwert pro Portion			
kcal:	260	mehrfach ungesättigte Fettsäuren:	2,9 g
kJ:	1.083	Kohlenhydrate:	6,1 g
Eiweiß:	31,8 g	Ballaststoffe:	5,6 g
Fett:	11,8 g	Cholesterin:	115 mg
gesättigte Fettsäuren:	3,6 g	Natrium:	169 mg
einfach ungesättigte Fettsäuren:	4,6 g	**Harnsäure:**	**209 mg**

Puten-Geschnetzeltes

auf chinesische Art

400 g Putenbrust · 2 EL Sojasoße
20 g Öl · 100 g Karotten
100 g Lauch · 100 g Sojasprossen
100 g Brokkoli · 2 Knoblauchzehen
Salz, Ingwerpulver oder frischer Ingwer
Petersilie
2 KL Stärkemehl · etwas Wasser

Zubereitung:

Stärkemehl mit etwas Wasser verrühren.
Putenbrust schnetzeln (in kleine Streifen schneiden), mit 1 Esslöffel Sojasoße und gehacktem Knoblauch marinieren.
Karotten und Lauch in feine Streifen schneiden. Brokkoli in Röschen teilen und in Salzwasser bissfest kochen, Wasser abgießen und warm stellen.
Öl in der Pfanne erhitzen, Fleisch scharf abbraten, Sojasprossen, Karotten und Lauch dazugeben und mit sehr wenig Wasser kurz dünsten, würzen und mit Stärkemehl binden.
Zuletzt die Brokkoliröschen auf dem Gericht verteilen.

Nährwert pro Portion			
kcal:	195	mehrfach ungesättigte Fettsäuren:	3,9 g
kJ:	815	Kohlenhydrate:	4,6 g
Eiweiß:	28,2 g	Ballaststoffe:	3,5 g
Fett:	6,9 g	Cholesterin:	60 mg
gesättigte Fettsäuren:	1 g	Natrium:	202 mg
einfach ungesättigte Fettsäuren:	1,5 g	**Harnsäure:**	**161 mg**

Putenlaibchen

mit Gemüse

400 g Putenbrustfleisch, faschiert (gehackt)
1 Semmel vom Vortag
100 g Zwiebeln
50 g roter Paprika
50 g grüner Paprika
50 g Zuckermais
20 g Knoblauch
1 Ei (60 g)
Salz, Pfeffer, Majoran
1 Bund Petersilie, gehackt
50 g Semmelbrösel zum Formen
20 g Diätmargarine zum Ausbacken

Zubereitung:

Zwiebeln und Knoblauch sehr fein hacken. Paprika kleinwürfelig schneiden. Semmel einweichen und gut ausdrücken.

Alle Zutaten zu einem geschmeidigen Fleischteig verrühren, würzen.

8 Laibchen formen und in einer beschichteten Pfanne ausbacken.

Nährwert pro Portion			
kcal:	255 kcal	mehrfach ungesättigte Fettsäuren:	1,4 g
kJ:	1.060 kJ	Kohlenhydrate:	20,9 g
Eiweiß:	30 g	Ballaststoffe:	3,2 g
Fett:	5,5 g	Cholesterin:	120 mg
gesättigte Fettsäuren:	1,5 g	Natrium:	253 mg
einfach ungesättigte Fettsäuren:	2 g	**Harnsäure:**	**152 mg**

Gedünstetes Putenfleisch

350 g Putenbrust
20 g Diätmargarine
100 g Zwiebeln
100 g gelbe Rüben
80 g Tomaten
50 g Sellerie
2 KL Mehl
Salz, Kräuter der Provence, Zitronensaft

Zubereitung:

Putenfleisch blättrig schneiden. Zwiebeln fein hacken. Tomaten blanchieren und kleinwürfelig schneiden. Sellerie und gelbe Rüben putzen, fein raspeln.

Margarine erhitzen, Zwiebeln anlaufen lassen, Gemüse mitrösten und mit wenig Wasser aufgießen.

So lange dünsten, bis das Wasser verdunstet ist, dann das Fleisch dazugeben, ebenfalls mitrösten, mit Mehl stauben und mit einem 1/8 l Wasser oder Gemüsesuppe aufgießen, verkochen lassen, würzen.

Nährwert pro Portion			
kcal:	141	mehrfach ungesättigte Fettsäuren:	0,9 g
kJ:	590	Kohlenhydrate:	5,3 g
Eiweiß:	22,3 g	Ballaststoffe:	2 g
Fett:	3,1 g	Cholesterin:	53 mg
gesättigte Fettsäuren:	0,8 g	Natrium:	143 mg
einfach ungesättigte Fettsäuren:	1,2 g	**Harnsäure:**	**126 mg**

Gefüllte Putenschnitzel

mit glasierten Champignons

4 Putenschnitzel (à 120 g)
50 g Zucchini
30 g Karotten
50 g gelber Paprika
80 g Dinkelreis
0,15 l Wasser, Salz
30 g Kräuter, frisch oder tiefgekühlt
Salz, Pfeffer
30 g Diätmargarine
10 g vegetabile Suppenwürze
1/8 l Wasser
2 EL Kaffeeobers (-sahne), 15 % Fett
200 g kleine Champignons

Zubereitung:

Geputztes Gemüse kleinwürfelig schneiden. Dinkelreis mit Gemüse weich dünsten, würzen und mit der Hälfte der fein gehackten Kräuter vermengen.

Putenschnitzel leicht klopfen, salzen und pfeffern, füllen, einschlagen und mit Zahnstocher befestigen.

Margarine erhitzen und gefüllte Schnitzel anbraten. In eine Pfanne legen, mit Suppe aufgießen und im Backrohr 15 Minuten bei 180 °C fertig garen.

Bratenrückstände mit Suppe aufgießen, einkochen lassen und gewaschene, gut abgetropfte Champignons einlegen, 5 Minuten im Saft garen, herausnehmen und warm stellen. Für die Soße Bratensaft und Bratenrückstände verkochen lassen und mit Kaffeeobers verbessern, zuletzt die Kräuter beifügen. Fleisch mit Champignons und Soße anrichten, eventuell mit grünem Gemüse garnieren.

Nährwert pro Portion	
kcal:	315
kJ:	1.319
Eiweiß:	33,9 g
Fett:	16,6 g
gesättigte Fettsäuren:	5,7 g
einfach ungesättigte Fettsäuren:	5,2 g
mehrfach ungesättigte Fettsäuren:	4,8 g
Kohlenhydrate:	7,6 g
Ballaststoffe:	2,4 g
Cholesterin:	123 mg
Natrium:	864 mg
Harnsäure:	**241 mg**

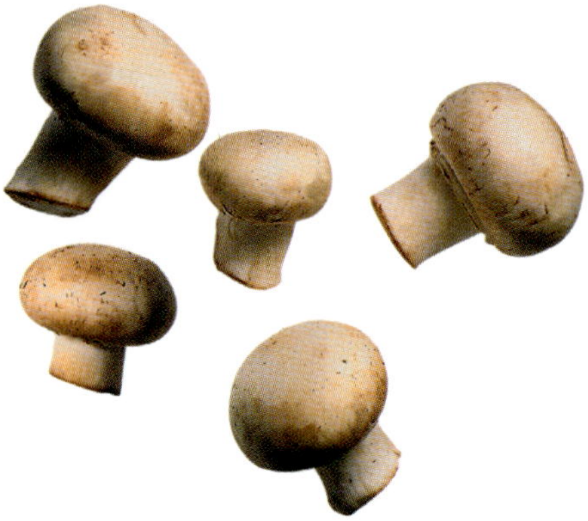

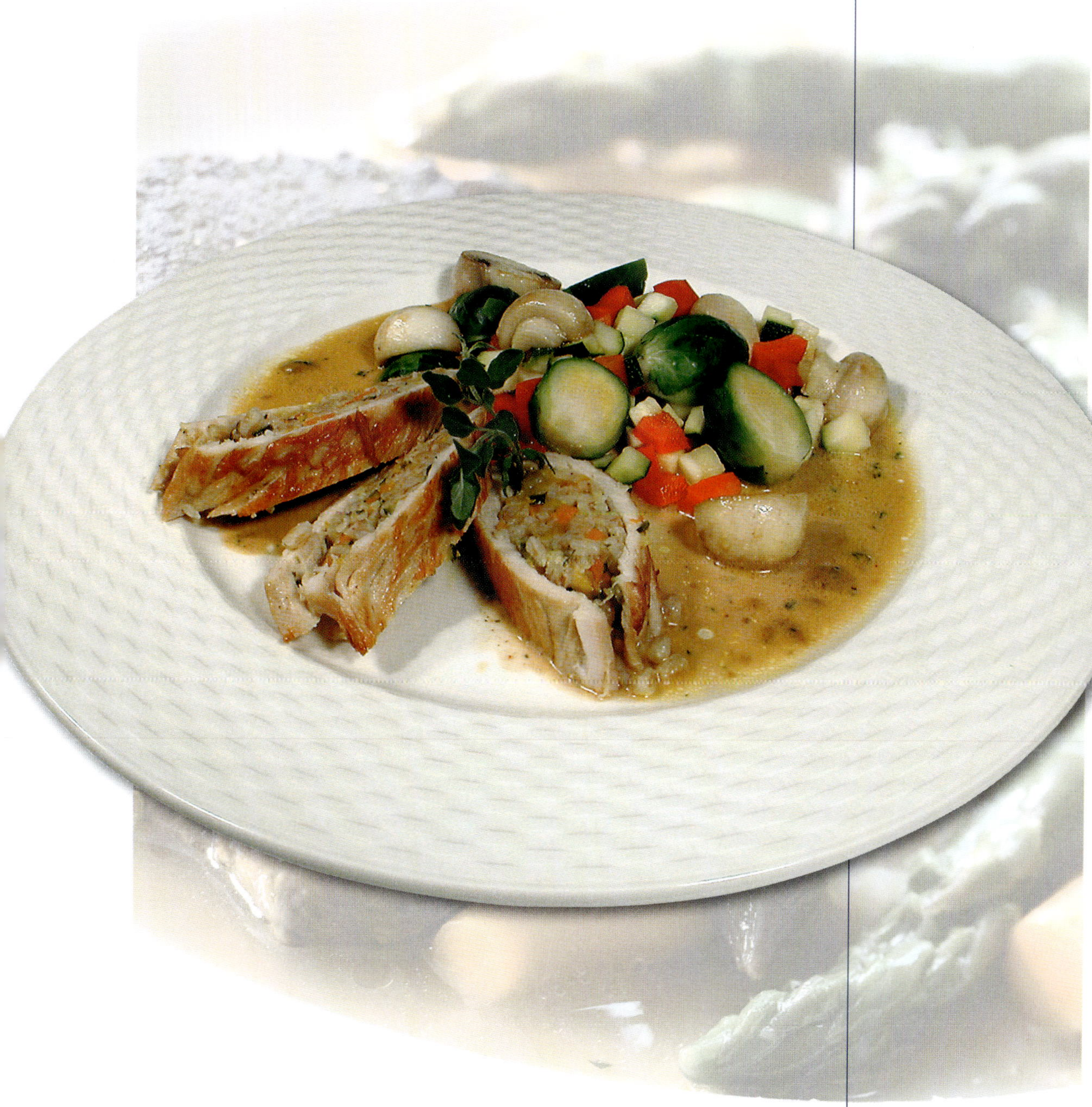

Putenragout

mit Schalotten-zwiebeln

400 g Putenbrust
Salz, Pfeffer
30 g Diätmargarine
10 g vegetabile Suppenwürze
1/8 l Wasser
10 g Senf
Estragon
10 g Kapern
10 g Mehl
200 g kleine Schalottenzwiebeln

Zubereitung:

Zwiebeln schälen. Fleisch in 2 cm große Würfel schneiden, mit Mehl bestreuen, würzen und in Margarine abbraten. Mit Suppe aufgießen, Zwiebeln, gehackte Kapern, Senf und Estragon dazugeben und 15 Minuten dünsten lassen.

Nährwert pro Portion			
kcal:	168	mehrfach ungesättigte Fettsäuren:	1,6 g
kJ:	703	Kohlenhydrate:	4,3 g
Eiweiß:	25,4 g	Ballaststoffe:	1,5 g
Fett:	5,3 g	Cholesterin:	60 mg
gesättigte Fettsäuren:	1,3 g	Natrium:	209 mg
einfach ungesättigte Fettsäuren:	2 g	**Harnsäure:**	**132 mg**

Puten-Gemüse-Pfanne

mit Ofenkartoffeln

150 g Zwiebeln · 2 KL Paprikapulver
1 EL Tomatenmark · 2 Knoblauchzehen
400 g Putenbrust · Salz, Pfeffer · etwas Wasser
10 g Diätmargarine · 100 g Zuckermais · 150 g grüner Spargel · 150 g roter Paprika · 30 g Petersilie

Beilage: *500 g Kartoffeln*

Zubereitung: Kartoffeln der Länge nach halbieren, auf Backtrennpapier setzen und bei Heißluft (160 °C) im Backofen ca. 20 Minuten backen.

Zwiebeln feinnudelig schneiden, Knoblauch hacken. Putenbrust in Würfel und Spargel und Paprika in 2 cm große Stücke schneiden. Zwiebeln mit etwas Wasser in eine beschichtete Pfanne geben und so lange köcheln lassen, bis das Wasser verdunstet ist und die Zwiebeln leicht gebräunt sind. Paprikapulver dazugeben und sofort mit Wasser ablöschen. Fleisch, Tomatenmark, Knoblauch und Gewürze beifügen, 15 Minuten dünsten lassen.
Margarine erhitzen, Gemüse kurz durchrösten, 1/16 l Wasser dazugeben, bissfest dünsten, salzen und gehackte Petersilie darüber streuen. Zum Fleisch geben und mit Kartoffeln servieren.

Nährwert pro Portion			
kcal:	266	mehrfach ungesättigte Fettsäuren:	1 g
kJ:	1.115	Kohlenhydrate:	28,5 g
Eiweiß:	29,9 g	Ballaststoffe:	6,8 g
Fett:	2,9 g	Cholesterin:	60 mg
gesättigte Fettsäuren:	0,7 g	Natrium:	128 mg
einfach ungesättigte Fettsäuren:	0,9 g	**Harnsäure:**	**182 mg**

Hühnerfilet

auf roter Paprikasoße

450 g Hühnerfilet
Salz, Curry
1 EL Zitronensaft
20 g Diätmargarine

Soße:
200 g rote Paprika (frisch)
10 g vegetabile Suppenwürze
1/8 l Wasser
0,10 l Kaffeeobers (-sahne), 15 % Fett

Zubereitung:

Hühnerfilet in 4 Portionen teilen, salzen, mit wenig Curry einreiben und mit Zitronensaft beträufeln. Hühnerfilet in Margarine auf allen Seiten braten, im Backofen bei 180 °C 15 Minuten fertig braten.

Soße:
Geputzte Paprika in Stücke teilen und in der Suppe weich dünsten. Paprika pürieren, Kaffeeobers dazugeben, würzen und etwas einkochen lassen. Mit einigen Spritzern Zitronensaft abrunden.

Nährwert pro Portion			
kcal:	216	mehrfach ungesättigte Fettsäuren:	2,4 g
kJ:	904	Kohlenhydrate:	4,8 g
Eiweiß:	22 g	Ballaststoffe:	1,9 g
Fett:	12 g	Cholesterin:	101 mg
gesättigte Fettsäuren:	4,5 g	Natrium:	197 mg
einfach ungesättigte Fettsäuren:	4,4 g	**Harnsäure:**	**139 mg**

Faschierte (gehackte) Fleischbällchen

in Kräutersoße

320 g magere Schweineschulter faschiert (gehackt)
50 g Weißbrot · 1 Eigelb · Salz, Pfeffer · 20 g Knoblauch, gehackt · 20 g Petersilie, gehackt

Soße:
40 g glattes Mehl · 10 g Diätmargarine
200 g Wasser · 200 g Milch
10 g vegetabile Suppenwürze · gehackte Kapern
3 g Zitronensaft

Zubereitung:

Für die Soße Mehl in heißer Margarine aufschäumen lassen, mit Milch-Wasser-Gemisch aufgießen und gut verkochen lassen, würzen und die Fleischbällchen 15 Minuten in der Soße ziehen lassen. Zuletzt die gehackten Kräuter zugeben.

Fleischbällchen:
Petersilie und Knoblauch fein hacken. Weißbrot einweichen, gut ausdrücken und mit allen Zutaten vermischen. Bällchen von 3 cm Durchmesser formen und in der Soße garen.

Nährwert pro Portion			
kcal:	250	mehrfach ungesättigte Fettsäuren:	1,9 g
kJ:	1.046	Kohlenhydrate:	12,8 g
Eiweiß:	20,9 g	Ballaststoffe:	1,1 g
Fett:	12,7 g	Cholesterin:	132 mg
gesättigte Fettsäuren:	4,5 g	Natrium:	283 mg
einfach ungesättigte Fettsäuren:	5,1 g	**Harnsäure:**	**133 mg**

Kalte gebratene Hühnerbrust

mit saurem Kürbis

400 g Hühnerfilet
Salz, Pfeffer, etwas Senf
Kräuter der Provence
20 g Diätmargarine
600 g gelbfleischiger Kürbis
1/2 l Wasser, 1/16 l Weinessig
oder Hesperiden-Essig
Salz, etwas Süßstoff
Kümmel
30 g Knoblauch
30 g Ingwer

Garnitur:
2 EL Kürbiskernöl
1 kleiner grüner Salat
(100 g)

Nährwert pro Portion	
kcal:	223
kJ:	932
Eiweiß:	27,3 g
Fett:	5,9 g
gesättigte Fettsäuren:	1,4 g
einfach ungesättigte Fettsäuren:	1,9 g
mehrfach ungesättigte Fettsäuren:	2,2 g
Kohlenhydrate:	13,8 g
Ballaststoffe:	2,3 g
Cholesterin:	66 mg
Natrium:	223 mg
Harnsäure:	**204 mg**

Zubereitung:

Knoblauch und geschälten Ingwer fein hacken. Zutaten für Marinade vermischen und kochen lassen. Geschälten Kürbis in 1 cm große Würfel schneiden und 5 Minuten in der Marinade kochen. Kürbis in der Marinade auskühlen lassen.

Hühnerfilet mit Salz, Pfeffer und Senf würzen. Margarine erhitzen, Fleisch auf allen Seiten langsam braten, mit Kräutern der Provence bestreuen. Im Backofen bei 180 °C 10 Minuten fertig braten, auskühlen lassen. Hühnerfilet in Scheiben schneiden.

Kürbis aus der Marinade nehmen und mit dem Filet auf Tellern anrichten. Mit Kürbiskernöl beträufeln und mit grünem Salat garnieren.

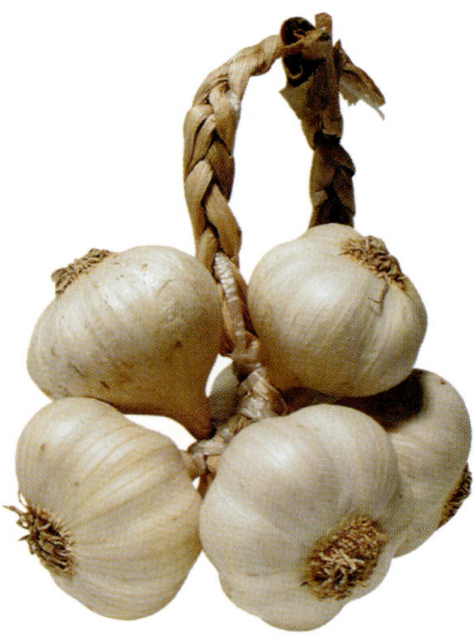

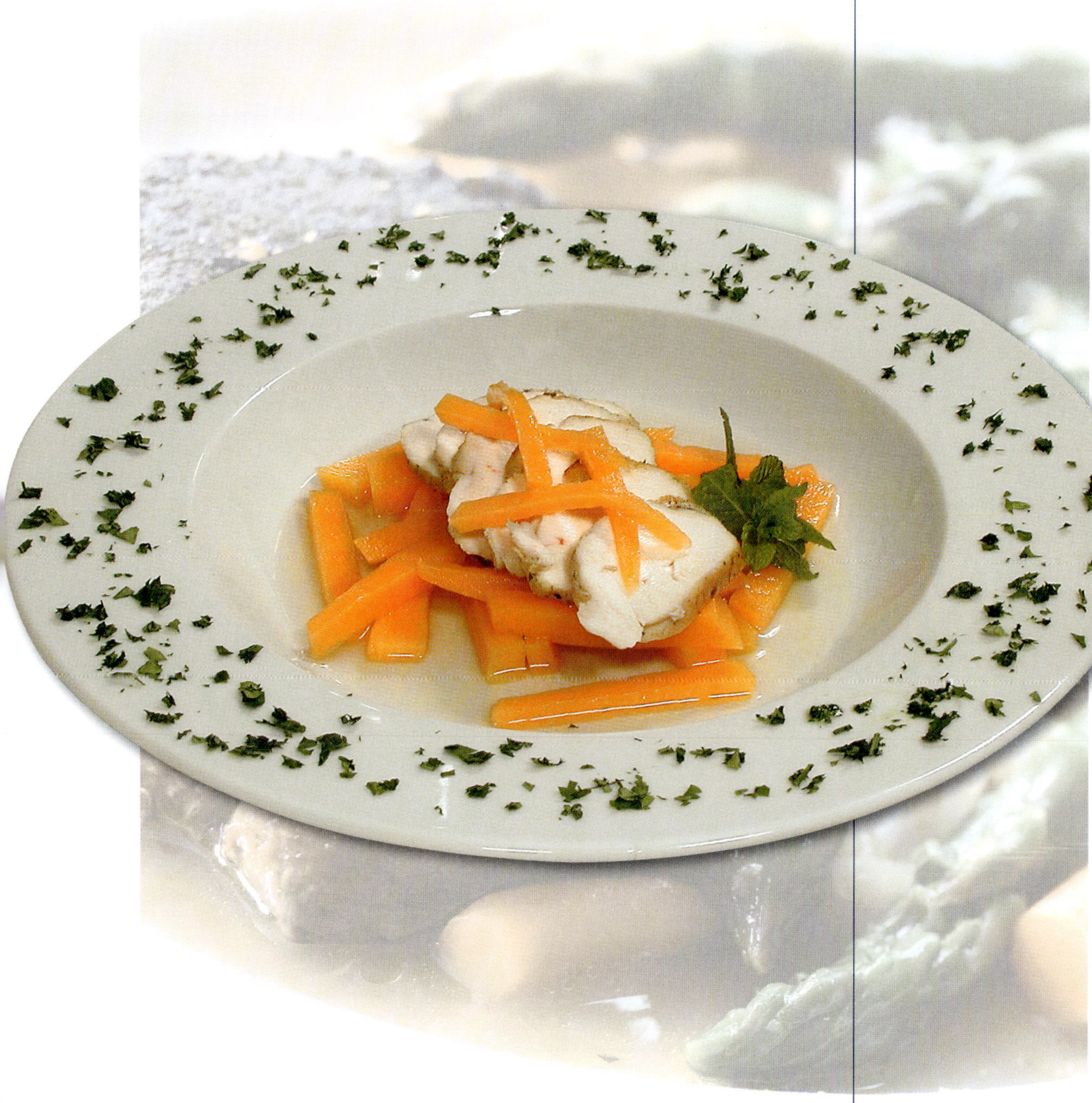

Gebratene Hühnerbrust

mit Gemüse im Reisring

320 g Hühnerfilet · Salz, Pfeffer
10 g Olivenöl · 10 g Stärkemehl
1/8 l Wasser · 300 g Sojasprossen
150 g roter Paprika · 300 g Weißkraut
20 g Olivenöl
30 g Knoblauch · 30 g Sojasoße
600 g gedünsteter Reis (200 g roher Reis)

Zubereitung:

Kraut und Paprika nudelig schneiden. Sojasprossen putzen und gut waschen. In einer Pfanne oder einem Wok Öl erhitzen und das Gemüse knackig rösten. Mit gehacktem Knoblauch, Salz, Pfeffer und Sojasoße würzen. Hühnerfilet in Streifen schneiden, mit Salz und Pfeffer würzen und rasch in Öl abbraten. Stärkemehl mit Wasser verrühren und zum Fleisch geben, aufkochen lassen. Gemüse und Fleisch vermischen.

Reis in Ringform drücken, herausstürzen, Fleisch und Gemüse darin anrichten.

Nährwert pro Portion			
kcal:	339	mehrfach ungesättigte Fettsäuren:	4,6 g
kJ:	1.414	Kohlenhydrate:	22,5 g
Eiweiß:	23,8 g	Ballaststoffe:	6,2 g
Fett:	16,9 g	Cholesterin:	65 mg
gesättigte Fettsäuren:	3,6 g	Natrium:	681 mg
einfach ungesättigte Fettsäuren:	7,6 g	**Harnsäure:**	**150 mg**

Lammragout

mit Kohlsprossen

150 g Zwiebeln · 4 EL Wasser
400 g Lammschlegel (-keule), mager
Salz, Pfeffer, Kümmel, 2 KL Kräuter der Provence
2 Knoblauchzehen
0,2 l Wasser · 10 g vegetabile Suppenwürze
1 EL Mehl
300 g Kohlsprossen, frisch oder tiefgekühlt
10 g Zitronensaft

Zubereitung:

Gehackte Zwiebeln in wenig Wasser so lange köcheln, bis das Wasser verdunstet ist und sich die Zwiebeln anlegen. Mit Suppe aufgießen, Fleisch dazugeben, würzen und dünsten. Kohlsprossen in kochendes Salzwasser geben, weich kochen, abseihen.

Wenn das Fleisch weich ist (ca. 45 Minuten), mit Mehl stauben, nochmals aufgießen und Kohlsprossen dazugeben, mit Zitronensaft abrunden.

Nährwert pro Portion			
kcal:	168	mehrfach ungesättigte Fettsäuren:	0,9 g
kJ:	702	Kohlenhydrate:	5,8 g
Eiweiß:	25,1 g	Ballaststoffe:	4,2 g
Fett:	4,6 g	Cholesterin:	69 mg
gesättigte Fettsäuren:	1,5 g	Natrium:	207 mg
einfach ungesättigte Fettsäuren:	1,7 g	**Harnsäure:**	**185 mg**

Vegetarische Speisen

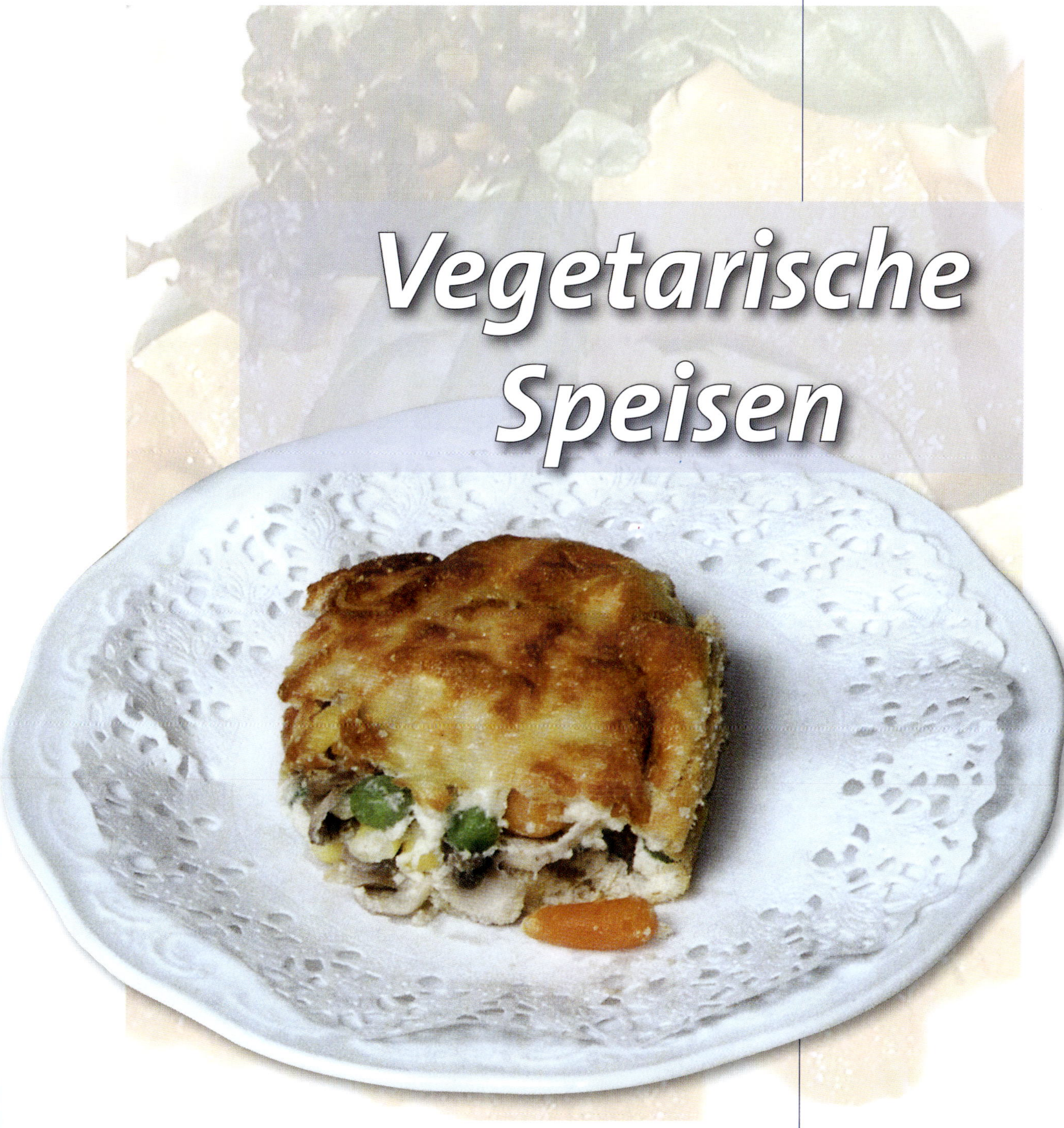

Gemüselasagne

8 Stk. Lasagneteigblätter (120 g)
1 Melanzani (150 g)
Salz
Saft von 1/2 Zitrone
2 Zucchini (150 g)
1 EL Öl
1/2 gelber und 1/2 roter Paprika (150 g)
200 g Tomaten, frisch

Bechamelsoße:
40 g Weizenvollmehl
500 g Milch, 3,6 % Fett
50 g magerer Schnittkäse (Edamer 30 % F. i. T.)
1 EL Zitronensaft
Salz, Pfeffer

Nährwert pro Portion	
kcal:	270
kJ:	1.130
Eiweiß:	12,2 g
Fett:	11,4 g
gesättigte Fettsäuren:	5,3 g
einfach ungesättigte Fettsäuren:	3,1 g
mehrfach ungesättigte Fettsäuren:	2,3 g
Kohlenhydrate:	28,5 g
Ballaststoffe:	5,2 g
Cholesterin:	24 mg
Natrium:	241 mg
Harnsäure:	**46 mg**

Zubereitung:

Bechamelsoße:
Weizenvollmehl und Milch glatt abrühren, unter ständigem Rühren aufkochen und überkühlen.

Mit Zitronensaft, Salz, wenig Pfeffer würzen, geriebenen Käse unterziehen.

Lasagne:
Gemüse waschen. Zucchini und Tomaten in Scheiben schneiden, leicht salzen und mit Oregano bestreuen.

In Scheiben geschnittene Melanzani mit Zitronensaft beträufeln und salzen, 1/2 Std. ruhen lassen, dann abtupfen.

Paprika aushöhlen und in Streifen schneiden.

Melanzani- und Zucchinischeiben auf ein mit Backtrennpapier ausgelegtes Backblech legen, mit wenig Öl bepinseln und mit Heißluft überbacken.

Eine Auflaufform mit etwas Bechamelsoße bestreichen, darauf 4 Lasagneteigblätter verteilen, die Hälfte des Gemüses auf die Teigblätter legen und mit Soße abdecken.

Vorgang nochmals wiederholen.

Lasagne im Backrohr ca. 45 Minuten bei 180 °C überbacken.

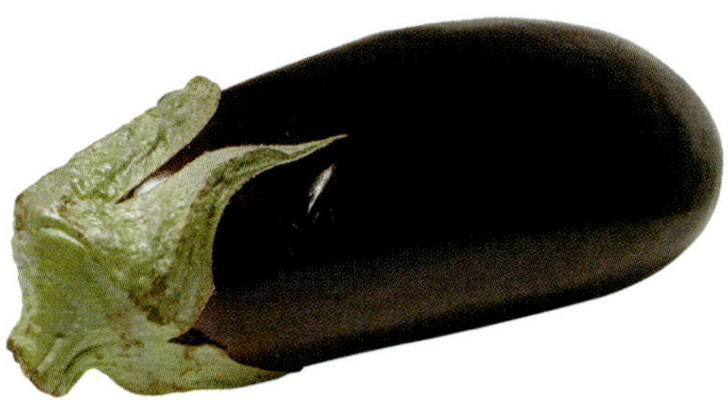

Gemüseauflauf

600 g Mischgemüse, tiefgekühlt, Salz

Bechamelsoße:

10 g Margarine · 40 g Weizenvollmehl
500 g Milch, 1,5 % Fett · Salz, Pfeffer, Saft von einer halben Zitrone · 2 Eier
1 Pkg. tiefgekühlte oder frische Kräuter (30 g)
50 g magerer Schnittkäse, 30 % F. i. T. (gerieben)
10 g Margarine · 10 g Semmelbrösel

Zubereitung:

Auflaufschüssel befetten und mit Bröseln bestreuen.

Bechamelsoße:
Milch und Mehl glatt verrühren, unter ständigem Rühren aufkochen, überkühlen lassen und würzen.
Eier teilen, Eigelbe in die Soße geben, Eiweiße steif schlagen.
Gemüse mit sehr wenig Wasser bissfest kochen, gut abgetropft und überkühlt mit den Kräutern in die Soße rühren, würzen und Eischnee unterheben.
Masse in die Auflaufform einfüllen, mit geriebenem Käse bestreuen und bei 180 – 200 °C backen.

Nährwert pro Portion			
kcal:	237	mehrfach ungesättigte Fettsäuren:	1,8 g
kJ:	991	Kohlenhydrate:	15,9 g
Eiweiß:	13,1 g	Ballaststoffe:	1,5 g
Fett:	13,3 g	Cholesterin:	134 mg
gesättigte Fettsäuren:	5,4 g	Natrium:	247 mg
einfach ungesättigte Fettsäuren:	4,9 g	**Harnsäure:**	**17 mg**

Kartoffel-Laibchen

mit Kräuterjogurt

450 g Kartoffeln · 80 g glattes Mehl
1 Stück Karotte (80 g) · 1 Ei klein
Salz · 1 Bund grüne Petersilie
2 KL Öl zum Bepinseln

Kräuterjogurt:

0,25 l Jogurt, 1,5 % Fett · Petersilie, Schnittlauch, Kresse, Dill (zusammen ca. 30 g) · Salz

Zubereitung:

Kartoffellaibchen
Gewaschene Kartoffeln kochen, schälen und passieren. Karotten putzen und roh reiben. Petersilie fein hacken.

Die passierten Kartoffeln mit den angegebenen Zutaten rasch verkneten, eine Rolle formen, Stücke abschneiden und Laibchen formen.

Mit Öl bepinseln und im Backofen auf Back trennpapier ca. 30 Minuten backen.

Kräuterjogurt:
Kräuter fein hacken und mit Jogurt vermischen, wenig salzen.

Nährwert pro Portion			
kcal:	204	mehrfach ungesättigte Fettsäuren:	3,4 g
kJ:	852	Kohlenhydrate:	25,1 g
Eiweiß:	7,5 g	Ballaststoffe:	4,3 g
Fett:	7,6 g	Cholesterin:	53 g
gesättigte Fettsäuren:	1,6 g	Natrium:	159 mg
einfach ungesättigte Fettsäuren:	2 g	**Harnsäure:**	**31 mg**

Gemüsetopf mit Buchweizennocken

Gemüsetopf:
2 KL Olivenöl
80 g Zwiebeln
3 Knoblauchzehen
2 Stk. Tomaten (150 g)
150 g Kohlrabi
200 g Karotten
150 g Zucchini
80 g Erbsen, tiefgekühlt
100 g roter Paprika
1 Pkg. Kräuter, tiefgekühlt (30 g)

Buchweizennocken:
50 g Zwiebel
20 g Margarine
80 g Buchweizengrütze
40 g Buchweizenmehl
0,50 l Gemüsebouillon
2 Knoblauchzehen
1 Ei · 1 Bund Schnittlauch
Salz, Pfeffer

Nährwert pro Portion	
kcal:	227
kJ:	951
Eiweiß:	8 g
Fett:	13,7 g
gesättigte Fettsäuren:	2,7 g
einfach ungesättigte Fettsäuren:	6,7 g
mehrfach ungesättigte Fettsäuren:	3,4 g
Kohlenhydrate:	17,5 g
Ballaststoffe:	7,5 g
Cholesterin:	60 mg
Natrium:	279 mg
Harnsäure:	**97 mg**

Zubereitung:

Gemüsetopf:
Tomaten blanchieren und schälen, geputztes Gemüse in 2 cm große Würfel schneiden, gehackte Zwiebel anrösten, gehackten Knoblauch und Tomatenwürfel kurz mitrösten.

Karotten und Kohlrabi dazugeben und mit etwas Wasser oder Gemüsebouillon aufgießen.

Kohlrabi, Karotten und Erbsen halb weich dünsten, restliches Gemüse dazugeben, fertig dünsten, würzen, mit Kräutern bestreuen und mit den Buchweizennocken servieren.

Buchweizennocken:
Gehackte Zwiebel und Buchweizengrütze hell anrösten, mit Suppe aufgießen und 10 Min. ausdünsten lassen.

Abgekühlt Ei und Mehl einmengen und mit zwei Löffeln Nocken in leicht kochendes Salzwasser einlegen. 10 Min. ziehen lassen, Wasser darf nicht stark kochen.

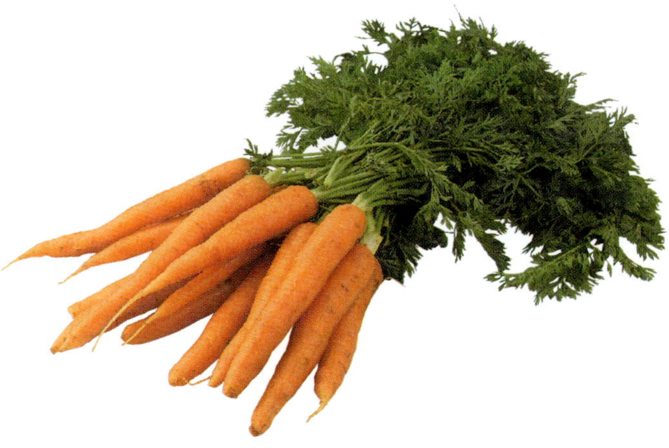

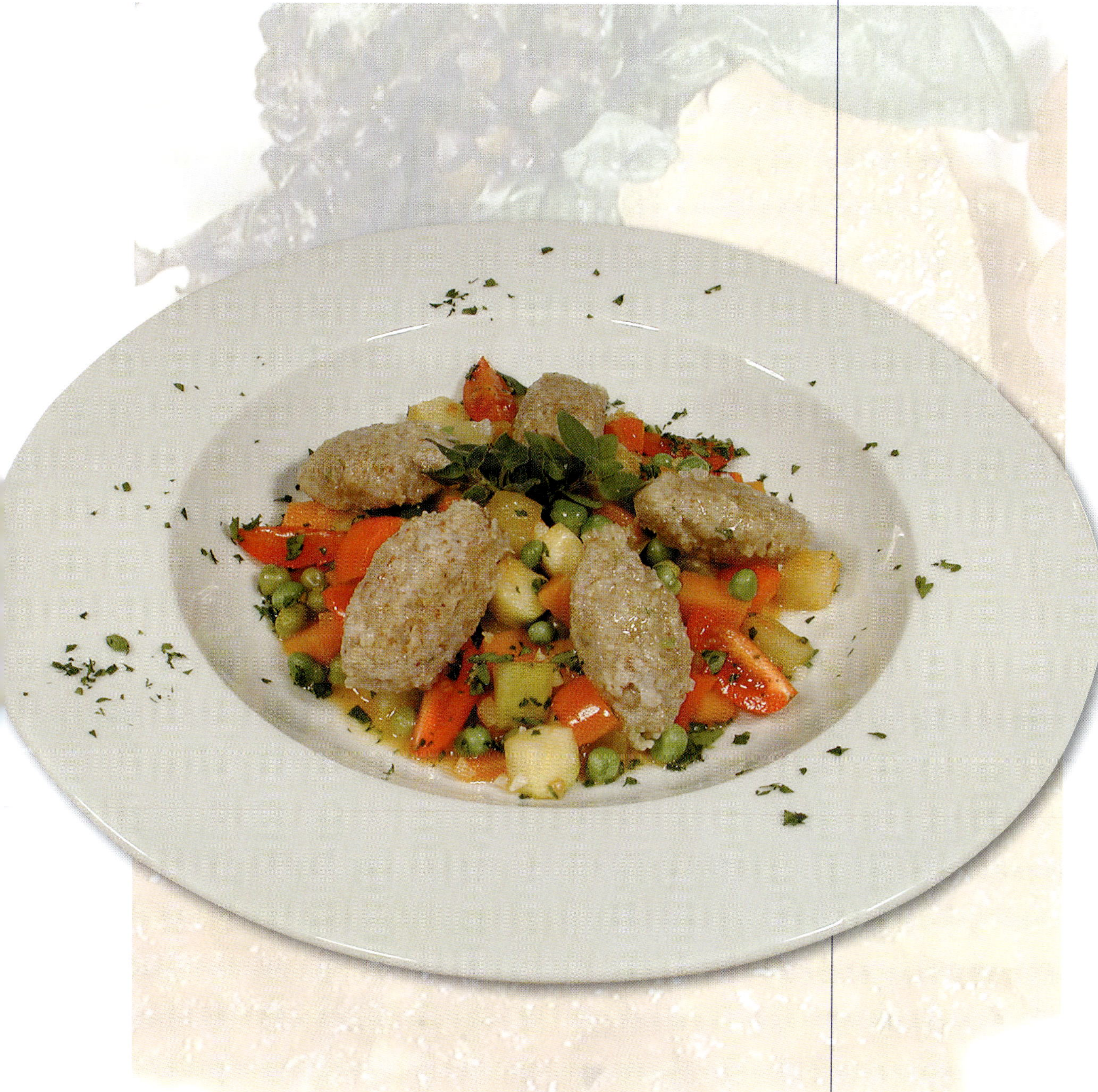

Gemüsestrudel

1 Pkg. Strudelteigblätter = 4 Stk. (120 g)
10 g Öl

Fülle:

200 g Karotten, frisch
2 Zucchini (150 g)
1 Kohlrabi (120 g)
1 roter Paprika (100 g)
100 g Lauch (Porree)
250 g Kartoffeln
100 g Milch, 3,6 % Fett
1 Ei
1 Bund Petersilie oder andere Küchenkräuter

Zubereitung:

Gemüse waschen, putzen. In kleine Würfel schneiden, Lauch nudelig schneiden.

Karotten und Kohlrabi bissfest kochen oder dämpfen, abtropfen lassen (Kochwasser für Soße verwenden).

Lauch extra überkochen, Zucchini und Paprika roh belassen.

Kartoffeln in der Schale kochen, schälen und passieren.

Milch und Ei zu den Kartoffeln geben, glatt verrühren. Das gekochte, abgekühlte Gemüse, Zucchini- und Paprikawürfel in die Kartoffelmasse mischen. Mit gehackten Kräutern und Salz würzen.

Je 2 Strudelteigblätter vorsichtig auseinander nehmen, 1 Blatt auf ein befeuchtetes Geschirrtuch legen und mit Öl leicht bepinseln, dann das 2. Blatt darüber legen.

Gemüsefülle halbieren, auf das 1. Drittel des Teigblattes streichen und Strudel einrollen. Etwas mit Öl bepinseln.

Die Enden gut zusammendrücken, auf das Blech setzen und bei 180 °C ca. 30 Minuten backen.

Nährwert pro Portion	
kcal:	125
kJ:	524
Eiweiß:	6,9 g
Fett:	3,1 g
gesättigte Fettsäuren:	1,2 g
einfach ungesättigte Fettsäuren:	1,0 g
mehrfach ungesättigte Fettsäuren:	0,6 g
Kohlenhydrate:	16,5 g
Ballaststoffe:	5,9 g
Cholesterin:	63 mg
Natrium:	59 mg
Harnsäure:	**55 mg**

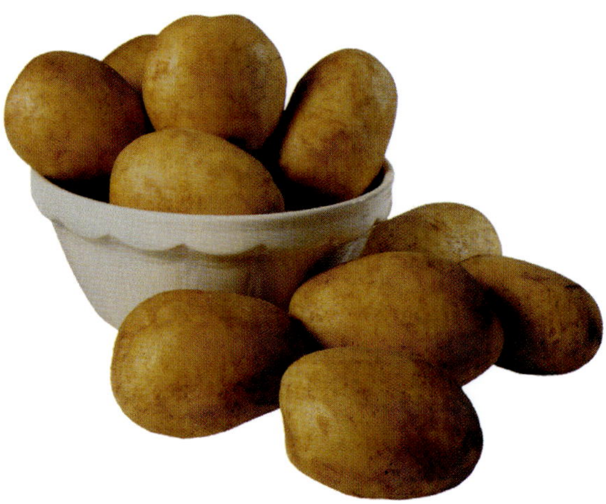

Kartoffel-Omelette (-Pfannkuchen)

mit rotem Paprika

800 g Kartoffeln · 2 Eier
80 g Milch, 3,6 % Fett · Salz
20 g Öl · 1 großer roter Paprika (120 g)
1 Bund Petersilie

Zubereitung:

Kartoffeln kochen und ganz auskühlen lassen. Schälen und in Spalten schneiden.

Paprika aushöhlen und würfelig schneiden.

Eier mit Milch versprudeln, gut salzen, mit den Kartoffelspalten vermischen und Paprikawürfel unterheben.

In einer Pfanne Öl erhitzen, halbe Masse hineingeben und langsam auf einer Seite backen.

Großen Teller auf die Pfanne legen und Pfanne wenden, so dass die Omelette auf den Teller liegt, vom Teller zurück in die Pfanne gleiten lassen und auf der 2. Seite backen. Restliche Masse ebenfalls ausbacken.

Gehackte Petersilie über die Omeletten streuen.

Nährwert pro Portion			
kcal:	258	mehrfach ungesättigte Fettsäuren:	3,8 g
kJ:	1.081	Kohlenhydrate:	32,7 g
Eiweiß:	9,3 g	Ballaststoffe:	6,1 g
Fett:	9,4 g	Cholesterin:	122 mg
gesättigte Fettsäuren:	2,1 g	Natrium:	109 mg
einfach ungesättigte Fettsäuren:	2,7 g	**Harnsäure:**	**41 mg**

Kürbiseintopf

mit Weißkraut

80 g Zwiebel · 30 g Öl · rotes Paprikapulver
ein Spritzer Essig mit etwas Wasser vermischt
Salz, Pfeffer · 4 Zehen Knoblauch
400 g Speisekürbis · 400 g Weißkraut (-kohl)
2 EL Tomatenmark oder
4 frische Tomaten (400 g)
1 grüner Paprika (150 g) · 60 g Sauerrahm (saure Sahne)
1 EL Mehl, glatt

Zubereitung:

Zwiebel und Paprika nudelig schneiden. Kraut hobeln, geschälten Kürbis grob reiben.

Frische Tomaten blanchieren und schälen, in Würfel schneiden. Knoblauch fein hacken.

Zwiebel hell anrösten, Paprikapulver dazugeben und sofort mit Essigwasser ablöschen, da sonst das Paprikapulver bitter wird.

Das geschnittene Gemüse dazugeben, würzen, gehackten Knoblauch dazugeben und mit ca. 0,25 Liter Wasser aufgießen. Etwa 40 Minuten weich dünsten.

Rahm, Mehl und etwas Wasser glatt verrühren, das Gemüse damit binden.

Nährwert pro Portion			
kcal:	169	mehrfach ungesättigte Fettsäuren:	5 g
kJ:	706	Kohlenhydrate:	15 g
Eiweiß:	4,8 g	Ballaststoffe:	6,1 g
Fett:	9,6 g	Cholesterin:	5,6 mg
gesättigte Fettsäuren:	1,9 g	Natrium:	102 mg
einfach ungesättigte Fettsäuren:	2,2 g	**Harnsäure:**	**50 mg**

Zucchini

in Currysosse

800 g Zucchini
80 g Zwiebel
20 g Margarine
1 KL Curry, Salz
1 KL Mehl
100 g Milch, 3,6 % Fett
1 Bund Dill

Zubereitung

Zucchini in 1/2 cm dicke Scheiben schneiden und diese halbieren.

Zwiebel hacken, in Margarine hell anrösten und die Zucchini dazugeben. Wasser nur bei Bedarf zugeben, da Zucchini sehr wasserhaltig sind.

Knackig dünsten, dabei würzen und zuletzt mit Milch-Mehl-Gemisch binden.

Mit gehacktem Dill servieren.

Nährwert pro Portion			
kcal:	103	mehrfach ungesättigte Fettsäuren:	1,5 g
kJ:	431	Kohlenhydrate:	7,4 g
Eiweiß:	4,8 g	Ballaststoffe:	3,2 g
Fett:	5,8 g	Cholesterin:	3,5 mg
gesättigte Fettsäuren:	1,8 g	Natrium:	72 mg
einfach ungesättigte Fettsäuren:	2,2 g	**Harnsäure:**	**49 mg**

Gebratener Kürbis

mit Tomatensosse

800 g Kürbis · 2 EL Öl
Salz, gemahlener Kreuzkümmel, Kräuter der Provence
4 Knoblauchzehen

Soße:
50 g Zwiebel
3 Knoblauchzehen
10 g Öl · 400 g Tomatensaft (Tetrapack)
Salz, Oregano, Basilikum

Zubereitung:

Geschälten Kürbis in Scheiben schneiden.

Knoblauch hacken, Öl und Gewürze dazugeben und vermischen.

Kürbis mit Gewürzmischung bestreichen, auf Backtrennpapier legen und im Backofen bei 200 °C 20 Min. backen.

Soße:
Gehackte Zwiebel und Knoblauch in Öl kurz anrösten, Tomatensaft dazugeben und um ein Drittel einkochen lassen, würzen.

Mit den Kürbisscheiben servieren.

Nährwert pro Portion			
kcal:	161	mehrfach ungesättigte Fettsäuren:	5,7 g
kJ:	672	Kohlenhydrate:	13,9 g
Eiweiß:	4,4 g	Ballaststoffe:	2,2 g
Fett:	9,4 g	Cholesterin:	0 mg
gesättigte Fettsäuren:	1,2 g	Natrium:	470 mg
einfach ungesättigte Fettsäuren:	2,0 g	**Harnsäure:**	**30 mg**

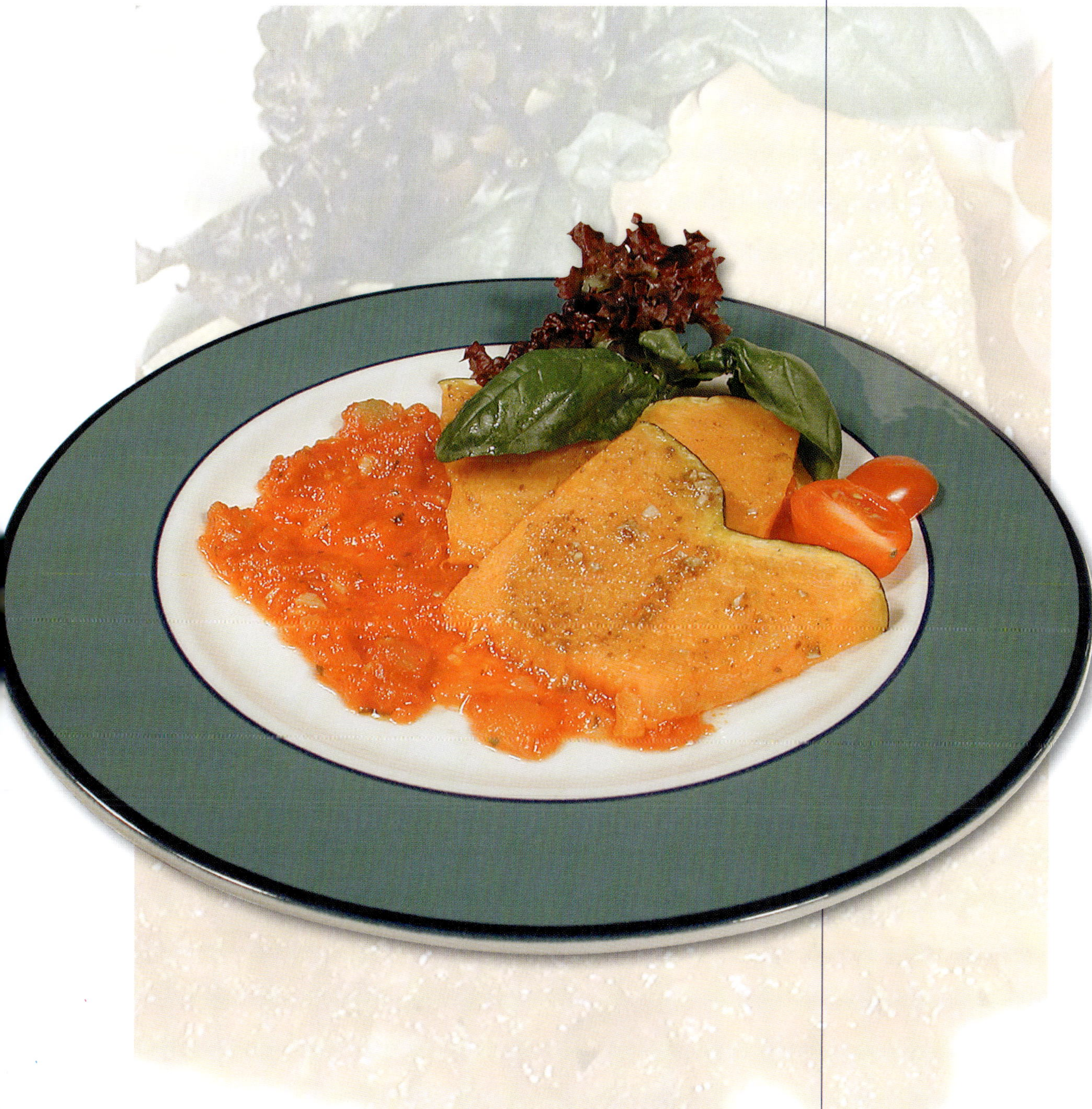

Pikante Pfannkuchen (Omeletten)

mit verschiedenen Füllungen

Bereitet man Pfannkuchen mit wenig Eiern zu, benötigt man ein zusätzliches Teiglockerungsmittel. Anstelle der sehr harnsäurehaltigen Hefe verwende ich Weinstein-Backpulver (im Reformhaus erhältlich).

200 g Weizenvollmehl oder Dinkelmehl
200 g Milch, 1,5 % Fett · 2 gestrichene KL Weinstein-Backpulver (1/2 Packung 9 g) · 1 Ei klein · Salz
30 g Margarine zum Ausbacken

Zubereitung

Die trockenen Zutaten vermischen. Ei und Milch versprudeln, Eiermilch rasch mit den trockenen Zutaten verrühren.

Eine beschichtete Pfanne erhitzen und mit flüssiger Margarine bepinseln. Teig mit kleinem Schöpfer eingießen, leicht auseinander streichen, so dass Scheiben mit ca. 12 cm ø entstehen. Auf beiden Seiten hellbraun backen, füllen und servieren.

Nährwert pro Portion			
kcal:	255	mehrfach ungesättigte Fettsäuren:	2,2 g
kJ:	1.067	Kohlenhydrate:	33,2 g
Eiweiß:	9,1 g	Ballaststoffe:	5 g
Fett:	9,4 g	Cholesterin:	53 g
gesättigte Fettsäuren:	2,6 g	Natrium:	366 mg
einfach ungesättigte Fettsäuren:	3,7 g	**Harnsäure:**	**42 mg**

Letscho

mit Zucchini

1 kleine Zwiebel
2 Knoblauchzehen
10 g Öl
1 kleine Zucchini (100 g)
1/2 roter Paprika (50 g)
1/2 gelber Paprika (50 g)
2 Stk. Tomaten (150 g)
Salz

Zubereitung

Tomaten blanchieren, schälen. Knoblauch hacken. Gemüse nudelig schneiden.

Feinblättrig geschnittene Zwiebel hell anrösten, Gemüse und gehackten Knoblauch dazugeben. Knackig rösten, würzen und mit gehackter Petersilie bestreuen.

Nährwert pro Portion			
kcal:	49	mehrfach ungesättigte Fettsäuren:	1,5 g
kJ:	204	Kohlenhydrate:	4,1 g
Eiweiß:	1,4 g	Ballaststoffe:	1,9 g
Fett:	2,8 g	Cholesterin:	0 mg
gesättigte Fettsäuren:	0,4 g	Natrium:	54 mg
einfach ungesättigte Fettsäuren:	0,7 g	**Harnsäure:**	**16 mg**

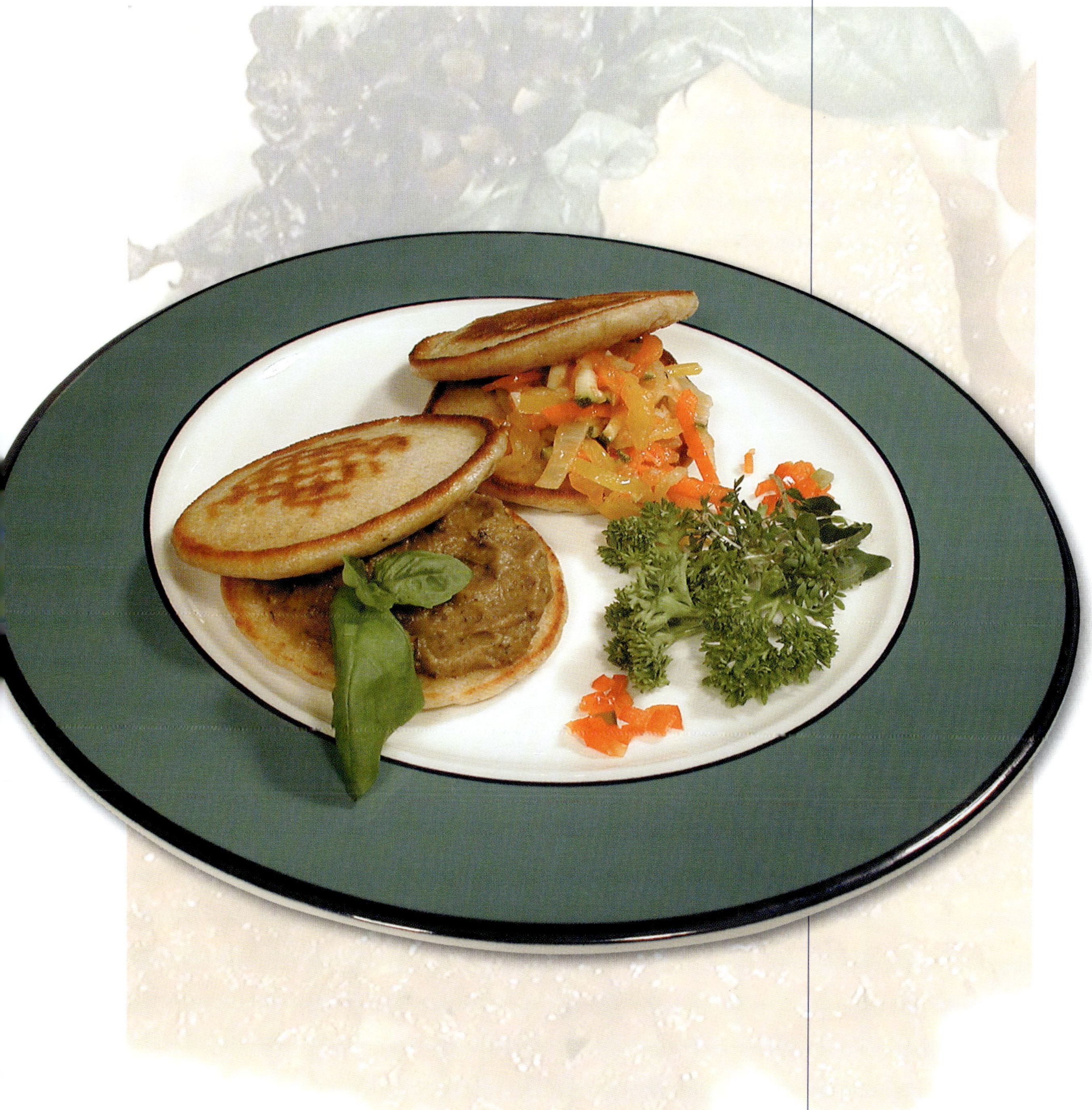

Melanzanipüree (Auberginenpüree)

300 g Melanzani
Saft von 1/2 Zitrone
Salz, Kräuter der Provence
10 g Öl
2 Knoblauchzehen

Zubereitung:

Gewaschene Melanzani in 1/2 cm dicke Scheiben schneiden, mit Zitronensaft beträufeln und salzen. 30 Minuten stehen lassen, anschließend mit Küchenkrepp abtupfen.

In einer beschichteten Pfanne Öl erhitzen und die Melanzani abbraten, gehackten Knoblauch und Gewürze dazugeben.

Mit wenig Wasser sehr weich dünsten, sodass eine cremige Masse entsteht.

Nährwert pro Portion			
kcal:	43	mehrfach ungesättigte Fettsäuren:	1,6 g
kJ:	181	Kohlenhydrate:	3,4 g
Eiweiß:	1,1 g	Ballaststoffe:	2,2 g
Fett:	2,7 g	Cholesterin:	0 mg
gesättigte Fettsäuren:	0,3 g	Natrium:	51 mg
einfach ungesättigte Fettsäuren:	0,6 g	**Harnsäure:**	**18 mg**

Pikanter Kartoffelkuchen

800 g Kartoffeln · Salz
1 Würfel vegetabile Suppenwürze
200 g Wasser · 200 g Lauch (Porree)
200 g Tomaten, Oregano
1 roter Paprika (80 g)
200 g tiefgekühlte Brokkoli
1 Pkg. tiefgekühlte oder frische Kräuter (30 g)
120 g geraspelter, magerer Schnittkäse (30 % F. i. T.)

Zubereitung:

Gewaschene Kartoffeln schälen, blättrig schneiden. Suppenwürfel in kochendem Wasser auflösen. Kartoffelscheiben in feuerfeste Form schichten und mit der Suppe begießen. Etwa 30 Minuten im Backofen garen.
In der Zwischenzeit Tomaten blättrig schneiden, Lauch gut waschen und feinnudelig schneiden. Roten Paprika in Streifen schneiden.
Das Gemüse auf den Kartoffeln verteilen, Tomaten mit Oregano bestreuen, Gemüse salzen und mit den Kräutern bestreuen.
Den Käse darüber verteilen und im Backofen 10 Minuten bei 200 °C überbacken.

Nährwert pro Portion			
kcal:	300	mehrfach ungesättigte Fettsäuren:	1,2 g
kJ:	1.254	Kohlenhydrate:	34,8 g
Eiweiß:	15,4 g	Ballaststoffe:	9,1 g
Fett:	10,1 g	Cholesterin:	18 mg
gesättigte Fettsäuren:	5,4 g	Natrium:	318 mg
einfach ungesättigte Fettsäuren:	2,8 g	**Harnsäure:**	**98 mg**

Kartoffelnockerln

mit Kräuter-Käse-Sosse

800 g Kartoffeln · 150 g Mehl
80 g Weizengrieß · Salz · 1 Ei

Soße:
100 g Schmelzkäse (45 % F. i. T.) · 200 g Milch, 3,6 % Fett · Salz, Zitronensaft · 1 Pkg. tiefgek. Kräuter (30 g) Besonders pikant wird die Soße, wenn man im Frühjahr Bärlauch verwendet.

Zubereitung:

Kartoffeln waschen, kochen, schälen und passieren. Rasch mit Mehl, Ei und Salz zu einem Teig verkneten. Mit einem Löffel Nocken ausstechen, mit Mehl nachformen und in siedendes Salzwasser einlegen.

So lange kochen, bis die Nocken an die Oberfläche steigen (ca. 5 Minuten). Vorsichtig herausheben, in sehr kaltem Wasser schwemmen und gut abgetropft in eine befettete Auflaufform legen. Mit der Soße übergießen und kurz überbacken.

Für die Soße Milch und Käse erhitzen, Käse muss schmelzen. Mit Mixstab aufschlagen.

Soße würzen und die gehackten Kräuter beifügen.

Nährwert pro Portion			
kcal:	394	mehrfach ungesättigte Fettsäuren:	0,8 g
kJ:	1.643	Kohlenhydrate:	55,6 g
Eiweiß:	14,5 g	Ballaststoffe:	7 g
Fett:	11,6 g	Cholesterin:	87 mg
gesättigte Fettsäuren:	6,3 g	Natrium:	426 mg
einfach ungesättigte Fettsäuren:	3,5 g	**Harnsäure:**	**62 mg**

Polentalaibchen

mit grünem Spargel auf roter Paprikasosse

Menge und Zubereitung der Masse siehe Polentanockerln, Seite 70!

Zusätzlich: *80 g Gouda*

Soße:
2 Stk. rote Paprika klein (200 g) · 20 g Margarine 20 g vegetabile Suppenwürze · 100 g Milch · 2 g Stärkemehl · 400 g grüner Spargel · Salz, eine Prise Zucker

Zubereitung:

Laibchen: Aus der noch warmen Masse Laibchen formen, auf Backtrennpapier setzen, auf jedes Laibchen etwas geriebenen Gouda geben und im Backofen so lange überbacken, bis der Käse geschmolzen ist.
Für den Spargel Wasser zum Kochen bringen, salzen und eine Prise Zucker hineingeben. Spargel bissfest kochen.

Soße: Paprika aushöhlen, in Stücke schneiden und in Margarine mit etwas Wasser weich dünsten, würzen. Mit Mixstab pürieren. Milch mit Stärkemehl glatt verrühren, zum Paprikamus geben, aufkochen lassen. Auf Teller geben, Laibchen darauf setzen und mit Spargel garnieren.

Nährwert pro Portion			
kcal:	392	mehrfach ungesättigte Fettsäuren:	2,6 g
kJ:	1.642	Kohlenhydrate:	5,7 g
Eiweiß:	15,6 g	Ballaststoffe:	7,3 g
Fett:	15,3 g	Cholesterin:	14 mg
gesättigte Fettsäuren:	6 g	Natrium:	327 mg
einfach ungesättigte Fettsäuren:	5,9 g	**Harnsäure:**	**56 mg**

Polentanockerln

mit Karotten-Lauch-Sosse

400 g Magermilch
1/4 l Wasser
200 g Maisgrieß
(Polenta, grob)
Salz, Muskatnuss
20 g Margarine

Soße:
150 g Lauch
80 g Karotten
etwas Wasser zum Dünsten
1 KL vegetabile
Suppenwürze
100 g Milch
1 KL Mehl

Nährwert pro Portion	
kcal:	278
kJ:	1.163
Eiweiß:	9,9 g
Fett:	5,8 g
gesättigte Fettsäuren:	1,8 g
einfach ungesättigte Fettsäuren:	2,4 g
mehrfach ungesättigte Fettsäuren:	1,3 g
Kohlenhydrate:	45,5 g
Ballaststoffe:	4,1 g
Cholesterin:	6 mg
Natrium:	128 mg
Harnsäure:	**35 mg**

Zubereitung

Backofen auf 90 °C vorheizen.

Wasser-Milch-Gemisch in einem Topf zustellen und während des Erhitzens Maisgrieß unter ständigem Rühren einlaufen lassen. Maisgrieß ca. 10 Minuten kochen, dabei fest umrühren, würzen.

Anschließend zugedeckt im Backofen eine 3/4 Stunde ausdünsten lassen.

Wenn die Masse überkühlt ist (nicht kalt), 1 1/2 cm dicke Rollen formen, diese ganz auskühlen lassen, dann mit Hilfe einer Teigkarte 1 1/2 cm große Stücke abstechen.

Wasser zum Kochen bringen, salzen und die Nockerln einlegen. So lange kochen, bis sie aufsteigen. Abseihen und mit der Soße servieren.

Soße:
Lauch gut waschen, nudelig schneiden. Karotten putzen, fein reiben. In Margarine andünsten, mit wenig Wasser aufgießen, würzen und weich dünsten. Mehl und Milch glatt verrühren und die Soße binden. Soße über Nockerln verteilen, mit Salat servieren.

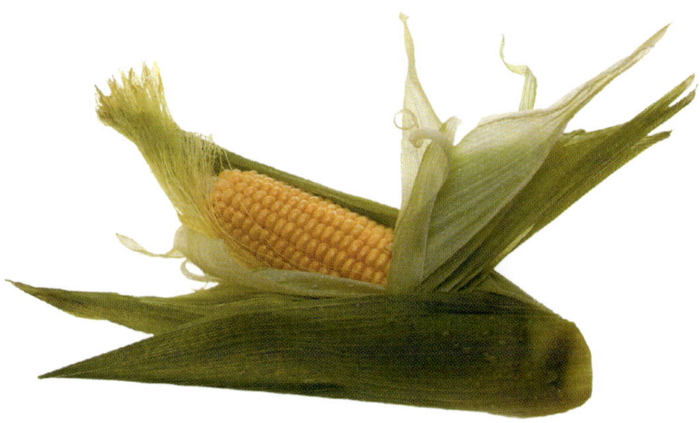

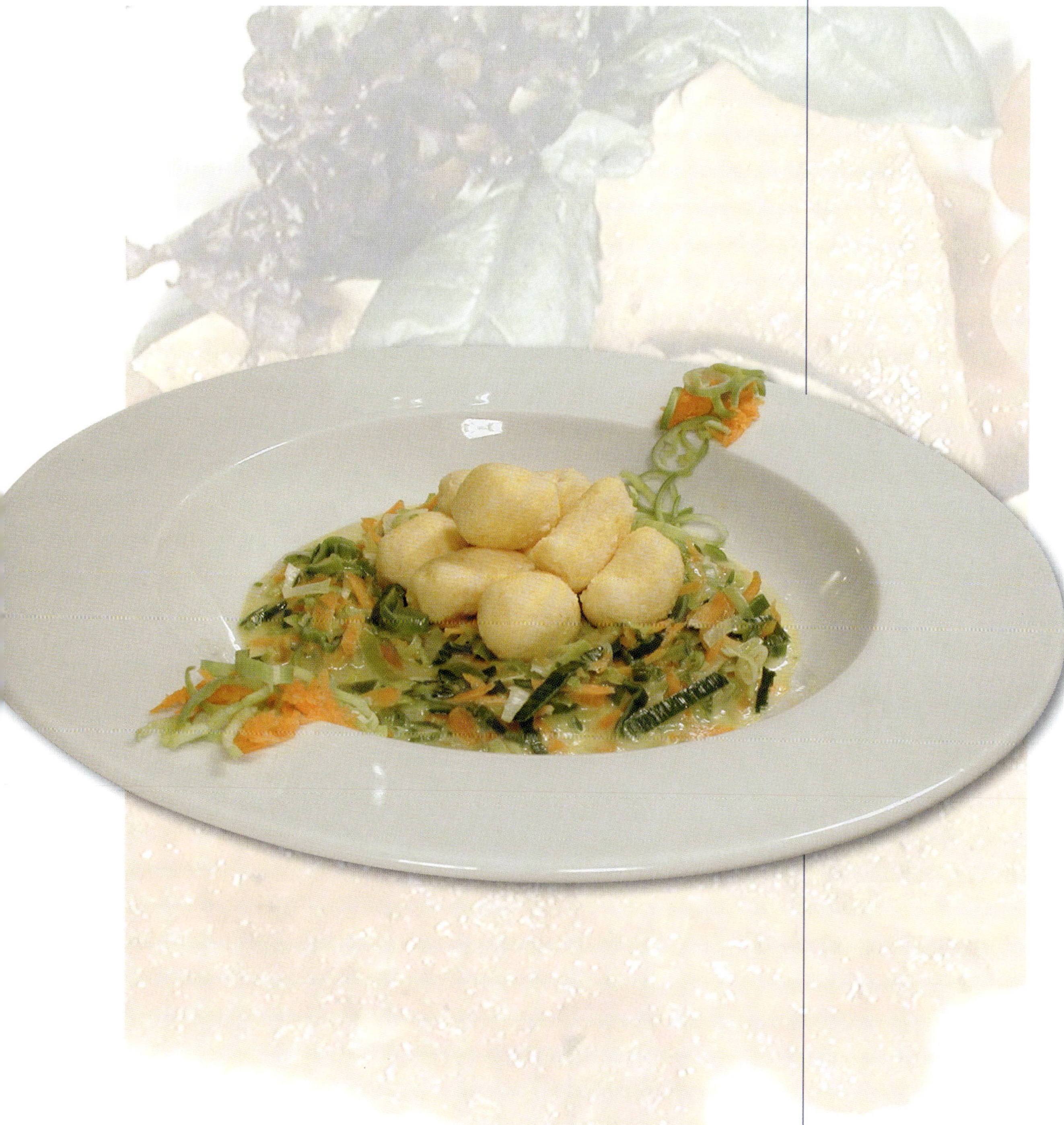

Tofu-Spinat-Nocken

mit Tomatenragout

50 g Diätmargarine
2 Eier
100 g Weizengrieß
250 g Tofu
200 g tiefgekühlter Blattspinat
20 g Knoblauch
Salz, Muskatnuss gerieben
50 g Emmentaler zum Reiben 45 % F. i. T.
800 g Tomaten
20 g Olivenöl
80 g Zwiebeln
20 g Knoblauch, Salz

Zubereitung:

Tofu mit der Gabel fein zerdrücken. Knoblauch und aufgetauten Spinat hacken. Weiche Margarine schaumig rühren, nach und nach die versprudelten Eier dazugeben, Tofu, Grieß, Spinat, Knoblauch beifügen, gut vermischen und die Masse würzen.

Mit zwei Löffeln Nocken formen und diese in eine Gratinierschüssel auf das Tomatenragout legen. Mit Käse bestreuen und im Rohr bei 180 °C 20 Minuten garen.

Ragout:

Tomaten blanchieren, kurz in kaltes Wasser legen, die Haut abziehen und entkernen, in Würfel schneiden. Gehackte Zwiebeln in Öl anlaufen lassen, die Tomatenwürfel dazugeben und einige Minuten dünsten lassen.

Mit Knoblauch und Salz würzen.

Nährwert pro Portion	
kcal:	304
kJ:	1.275
Eiweiß:	18,2 g
Fett:	21,1 g
gesättigte Fettsäuren:	5,9 g
einfach ungesättigte Fettsäuren:	9 g
mehrfach ungesättigte Fettsäuren:	4,6 g
Kohlenhydrate:	10 g
Ballaststoffe:	4 g
Cholesterin:	131 mg
Natrium:	268 mg
Harnsäure:	**98 mg**

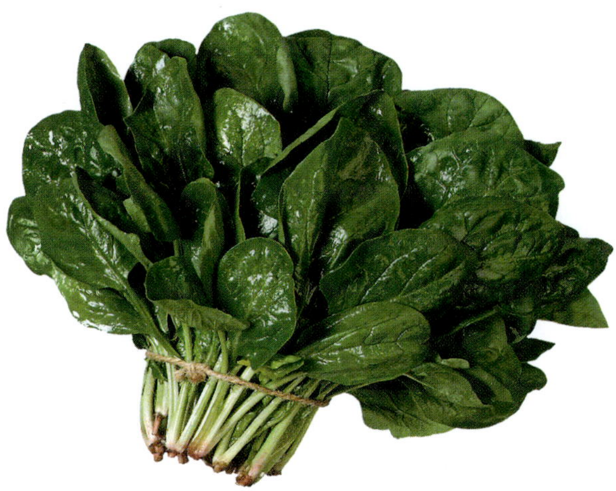

Desserts

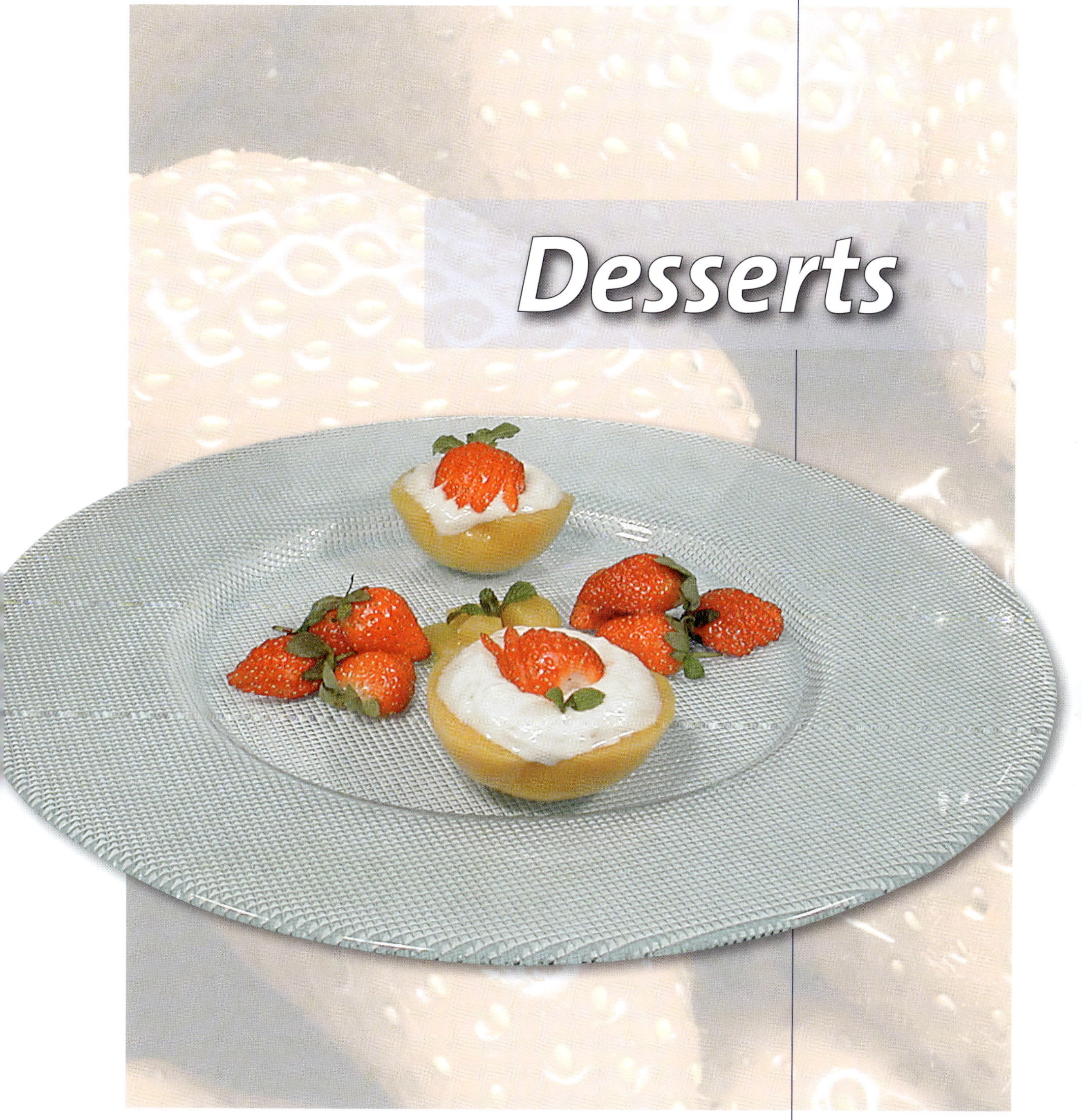

Gefüllte Pfirsiche

400 g Pfirsichhälften
200 g Topfen mager
120 g Bananen
20 g Staubzucker
20 g Vanillezucker
1 Stück Zitrone
100 g Erdbeeren zum Garnieren

Zubereitung:

Geschälte Bananen mit einer Gabel fein zerdrücken, Zitronensaft dazugeben und mit dem anderen Zutaten zu einer glatten Creme verrühren.

Pfirsichhälften auf Dessertteller legen und Creme in die Höhlung spritzen.

Nährwert pro Portion			
kcal:	168	mehrfach ungesättigte Fettsäuren:	0,2 g
kJ:	703	Kohlenhydrate:	30,8 g
Eiweiß:	7,8 g	Ballaststoffe:	3,7 g
Fett:	0,5 g	Cholesterin:	0,4 mg
gesättigte Fettsäuren:	0,1 g	Natrium:	10 mg
einfach ungesättigte Fettsäuren:	0,1 g	**Harnsäure:**	**37 mg**

Orangencreme

500 g Orangensaft
250 g Jogurt, 1 % Fett
80 g Staubzucker
70 g Vanillepuddingpulver
50 g Cointreau
2 Blatt Gelatine

Zubereitung:

Gelatineblätter in Wasser einweichen, Puddingpulver mit etwas Orangensaft anrühren, restlichen Orangensaft zum Kochen bringen, Puddingpulver einkochen, Gelatine ausdrücken und im heißen Pudding auflösen, Pudding auskühlen lassen, Jogurt zum Pudding geben, mit Cointreau parfümieren, in Gläsern anrichten und garnieren.

Garnitur:
150 g Orangen
1 Kiwi

Nährwert pro Portion			
kcal:	308	mehrfach ungesättigte Fettsäuren:	0,2 g
kJ:	1.288	Kohlenhydrate:	58,8 g
Eiweiß:	8,2 g	Ballaststoffe:	7,2 g
Fett:	1,2 g	Cholesterin:	0 mg
gesättigte Fettsäuren:	0,4 g	Natrium:	99 mg
einfach ungesättigte Fettsäuren:	0,3 g	**Harnsäure:**	**38 mg**

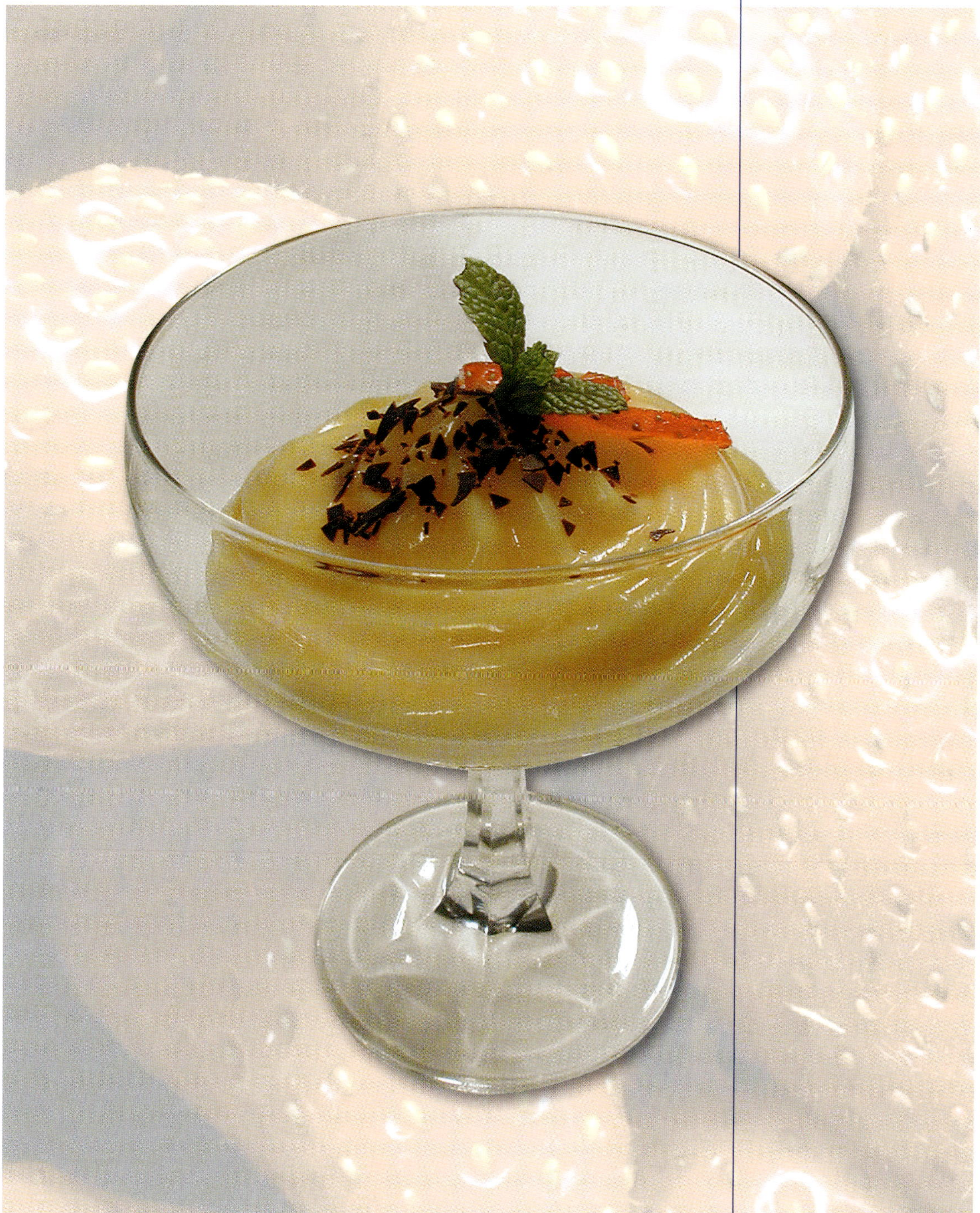

Cremebirne

500 g Kompottbirnen
50 g Ribiselmarmelade
400 g Milch
30 g Schokoladepuddingpulver
30 g Feinkristallzucker
150 g Erdbeeren zum Garnieren

Zubereitung:

Birnenhälften mit Ribiselmarmelade füllen und auf einen Dessertteller setzen. Schokoladepuddingpulver und Zucker mit etwas kalter Milch glatt abrühren. Restliche Milch zum Kochen bringen, Puddingpulver einkochen, unter Rühren 1 Minute kochen. Puddingsoße über Birnen verteilen und mit Erdbeeren garnieren.

Nährwert pro Portion			
kcal:	275	mehrfach ungesättigte Fettsäuren:	9,4 g
kJ:	1.150	Kohlenhydrate:	54,2 g
Eiweiß:	4,2 g	Ballaststoffe:	4,3 g
Fett:	4,1 g	Cholesterin:	12 mg
gesättigte Fettsäuren:	2,2 g	Natrium:	78 mg
einfach ungesättigte Fettsäuren:	1,2 g	**Harnsäure:**	**26 mg**

Obstknödel

150 g (20 % F. i. T.) Topfen (Quark)
80 g glattes Mehl
30 g Margarine
1 Stück Ei (50 g)
Salz, Vanillin, Zitronenschale
150 g Zwetschken frisch
2 Stück Biskotten, gerieben

Zubereitung:

Weiche Margarine und Ei glatt verrühren, Topfen, Mehl, Salz, Vanillin und Zitronenschale einmengen. Teig in 12 Stücke teilen.

Zwetschken waschen und abtrocknen, in die Mitte des Teigstückes legen und Knödel formen. Wasser zum Kochen bringen, salzen, Knödel einlegen und 10 Minuten köcheln. Herausheben, abtropfen lassen und in Biskottenbrösel wälzen.

Nährwert pro Portion			
kcal:	226	mehrfach ungesättigte Fettsäuren:	1,9 g
kJ:	945	Kohlenhydrate:	24,6 g
Eiweiß:	8,8 g	Ballaststoffe:	1,8 g
Fett:	9,9 g	Cholesterin:	75 mg
gesättigte Fettsäuren:	3,2 g	Natrium:	47 mg
einfach ungesättigte Fettsäuren:	4,1 g	**Harnsäure:**	**15 mg**

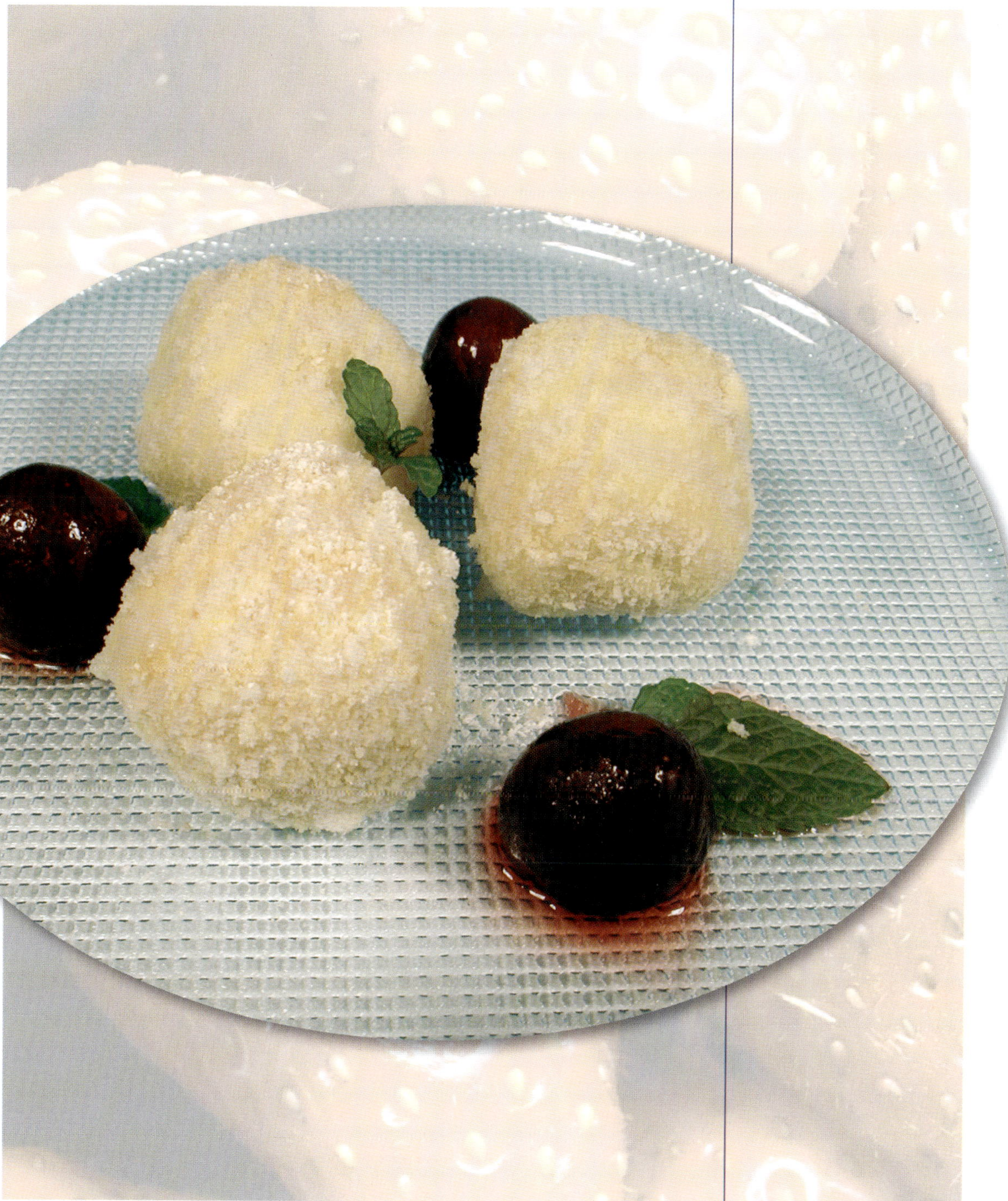

Früchtejogurt

500 g Jogurt, 1 % Fett
50 g Feinkristallzucker
Saft 1/2 Zitrone
100 g Bananen
100 g Äpfel
100 g Orangen
100 g Erdbeeren, frisch

Zubereitung:

Geschältes, gewaschenes Obst blättrig schneiden, mit Zucker und Zitronensaft vermischen, in Glasschüsseln anrichten und mit Fruchtjogurt übergießen.

Nährwert pro Portion			
kcal:	173	mehrfach ungesättigte Fettsäuren:	0,2 g
kJ:	723	Kohlenhydrate:	29,4 g
Eiweiß:	5,1 g	Ballaststoffe:	2,1 g
Fett:	1,6 g	Cholesterin:	3 mg
gesättigte Fettsäuren:	0,8 g	Natrium:	77 mg
einfach ungesättigte Fettsäuren:	0,4 g	**Harnsäure:**	**24 mg**

Bratäpfel

400 g Äpfel
(1 Stk pro Person)
Saft 1/2 Zitrone
20 g Butter

Preiselbeersoße

60 g Preiselbeermarmelade
50 g Wasser
10 g Kristallzucker
10 g Stärkemehl

Zubereitung

Äpfel dünn schälen, mit Zitronensaft beträufeln und mit der Butter in eine feuerfeste Backform setzen. Ca. 20 Minuten bei 200 °C im Backrohr braten.

Noch heiß mit der Preiselbeersoße servieren.

Soße:
Stärkemehl, Wasser und Zucker glatt verrühren. Preiselbeermarmelade zum Kochen bringen und Stärkemehl-Wasser-Gemisch einkochen.

Nährwert pro Portion			
kcal:	155	mehrfach ungesättigte Fettsäuren:	0,4 g
kJ:	651	Kohlenhydrate:	27 g
Eiweiß:	0,5 g	Ballaststoffe:	2,3 g
Fett:	4,7 g	Cholesterin:	12 mg
gesättigte Fettsäuren:	2,6 g	Natrium:	4 mg
einfach ungesättigte Fettsäuren:	1,3 g	**Harnsäure:**	**12 mg**

GLOSSAR

(Wörterverzeichnis mit Erklärungen)

ACTH ist die Abkürzung für **a**drenο**c**ortiko**t**ropes **H**ormon. Es wird in der Hypophyse gebildet und wirkt auf die Nebennierenrinde. Dort führt es zu einer vermehrten Bildung von Glukokortikoiden.

Antiphlogistika sind Medikamente mit entzündungshemmender Wirkung.

Arthritis urica ist eine symptomatische Erscheinungsform der Gicht. Durch Ablagerung von harnsauren Salzen in verschiedenen Gelenken (am häufigsten in der Großzehe) kommt es dort zu Entzündungen mit Schmerzen, Rötung und Schwellung.

Atherosklerose: Arterienverkalkung. Degeneration der arteriellen Gefäße infolge krankhafter Veränderungen der Gefäßinnenhaut (hauptsächlich durch Vermehrung des Cholesterins und durch Kalkablagerungen).

Body-Mass-Index (BMI): Verhältniszahl zur Beurteilung des Körpergewichts. Der BMI errechnet sich aus dem Verhältnis des Körpergewichts in kg zur Körpergröße in m^2. Der Normalbereich liegt bei 20 – 25 kg/m^2 .

Colchicin ist das Gift der Herbstzeitlose. Es wird im akuten Gichtanfall eingesetzt und hemmt die weißen Blutkörperchen, sodass die Entzündungszeichen rasch verschwinden.

Cholesterin ist ein wesentlicher Bestandteil der Zellmembranen und an der Bildung von Steroidhormonen und Gallensäuren beteiligt. Es wird mit der Nahrung aufgenommen oder vom Körper selbst gebildet. Bedeutung hat es vor allem bei der Entstehung der Atherosklerose.

Diabetes mellitus: Zuckerkrankheit. Es gibt zwei Formen: Der Typ I, der bereits bei Kindern und Jugendlichen vorkommen kann. Hier fehlt das Hormon Insulin, das in der Bauchspeicheldrüse gebildet wird und den Blutzuckerspiegel reguliert. Es muss deshalb ersetzt werden.

Der Typ II ist der so genannte Altersdiabetes, bei dem ein relativer Insulinmangel vorliegt, was bedeutet, dass zwar Insulin vorhanden ist, das Gewebe aber eine verminderte Empfindlichkeit für Insulin hat. Bei dieser Form ist es möglich, durch Medikamente den Blutzuckerspiegel zu regulieren und die Insulin-Empfindlichkeit wieder zu steigern.

Diuretika sind Medikamente, die über verschiedene Mechanismen zu einer vermehrten Wasserausscheidung über die Niere führen. Sie werden unter anderem bei Bluthochdruck eingesetzt.

Enzyme sind Proteine, die je nach Wirkung verschiedene chemische Reaktionen im Körper beschleunigen.

Erhöhte Blutzuckerwerte (Diagnose von Diabetes) liegen vor, wenn der Nüchternblutzucker im Blut höher als 126 mg/dl ist oder auch bei einem Gelegenheits-Blutzucker (d. h. zu jeder Tageszeit, ohne Beziehung zu Mahlzeiten) von mehr als 200 mg/dl. Nüchternblutzuckerwerte von 110 bis 125 mg/dl sind ebenfalls bereits erhöht (Metabolisches Syndrom).

Evolution kommt vom lateinischen evolvere, was entwickeln bedeutet und die Entwicklung der Pflanzen- und Tierarten beschreibt.

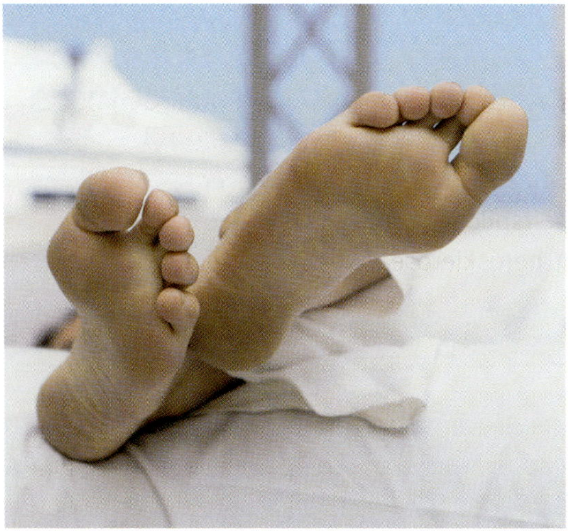

Gicht ist eine Stoffwechselstörung, die durch Ablagerung von harnsauren Salzen an verschiedenen Körperstellen, besonders in den Gelenken und ihrer Umgebung charakterisiert ist. Weiters bestehen erhöhte Harnsäurewerte.

Gichtarthritis: siehe Arthritis urica.

Gichtknoten: siehe Tophus.

Gichtsyndrom ist das gemeinsame Auftauchen mehrerer Symptome im Rahmen der Gicht.

Glukokortikoide sind Hormone der Nebennierenrinde. Sie bewirken eine Neubildung und Speicherung von Glukose (Traubenzucker) in der Leber. Im Weiteren kommt es zu einer Erhöhung von Glukose, Aminosäuren und Fettsäuren im Blut. Sie wirken auch hemmend auf Abwehrzellen des Körpers und werden deshalb bei der Therapie der Gicht eingesetzt.

Glukoseintoleranz ist die Vorstufe der Zuckerkrankheit.

Harnsäure ist das Endprodukt des Purinstoffwechsels. Sie ist eine schwer lösliche organische Säure. Dies erklärt, warum es bei erhöhten Harnsäurewerten im Blut zu Kristallablagerungen im Gewebe kommt.

Harnsäureäquivalente: 1 mg Purin-N entspricht 2,4 mg Harnsäure bzw. 1 mg Harnsäure entspricht 0,42 mg Purinen.

HDL ist die Abkürzung für „high density lipoprotein“. Dies ist das so genannte „gute“ Cholesterin. Es hilft, das schlechte (LDL-) Cholesterin aus den Gefäßen zur Leber zu transportieren, und schützt so die Gefäße.

Hyperurikämie beschreibt erhöhte Harnsäurewerte im Blut.

Insulin ist ein Hormon, das in der Bauchspeicheldrüse gebildet wird. Es ist für die Aufrechterhaltung eines normalen Blutzuckerspiegels (70 – 110 mg/dl) verantwortlich. Bei insulinbedürftigem Diabetes mellitus wird es, künstlich hergestellt, zur Therapie eingesetzt.

Insulinresistenz liegt beim Typ-II-Diabetes und beim Metabolischen Syndrom vor. Dabei sprechen die Körperzellen nicht mehr genügend auf das Insulin an und es kommt trotz des Vorhandenseins von Insulin zu einem erhöhten Blutzuckerspiegel.

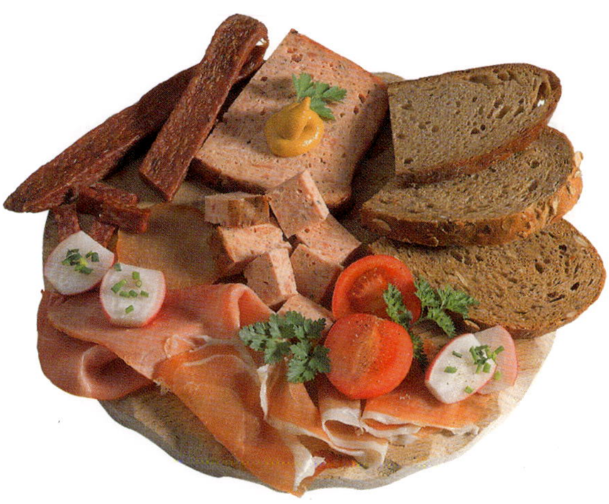

Laktat ist das Salz der Milchsäure. Es ist das Endprodukt des Zuckerabbaus unter sauerstoff-freien Bedingungen und steigt z. B. bei Muskelarbeit mit Sauerstoffmangel stark an.

LDL ist die Abkürzung für „low density lipoprotein“. Das LDL-Cholesterin bezeichnet man als das „schlechte“ Cholesterin, da es die Gefäßverkalkung fördert.

Leukozyten sind die weißen Blutkörperchen. Sie spielen eine wichtige Rolle in der Erregerabwehr, bei Infektionen und Entzündungen.

Lipoproteine sind Verbindungen aus Proteinen (Eiweißen) und Lipiden (Fetten), die in der Leber und im Darm gebildet werden. Sie dienen dem Transport von Cholesterin, Triglyzeriden, fettlöslichen Vitaminen u. a. im Blut.

Manifeste Gicht bezeichnet die Hyperurikämie, die durch Symptome bzw. körperliche Erscheinungen sichtbar wird.

Metabolisches Syndrom ist das Zusammentreffen von vier Krankheitsbildern: Fettleibigkeit, Insulinresistenz bzw. Diabetes mellitus, Hypertriglyzeridämie (= erhöhter Gehalt des Blutes an Triglyzeriden) und Bluthochdruck. Beim Zusammentreffen dieser vier Krankheitsbilder besteht ein erhöhtes Risiko für Atherosklerose.

Natriumurat ist ein Salz der Harnsäure, gebildet mit Natrium.

Nichtsteroidale Antirheumatika sind Medikamente, die entzündungshemmend, schmerzstillend und fiebersenkend wirken.

Normalgewicht ist das unter gesundheitlichen Gesichtspunkten angestrebte Körpergewicht des Menschen. Das bedeutet einen BMI von 18,5 – 24,9 kg/m^2.

Ovo-lakto-vegetabile Kost ist eine Form der fleischlosen Ernährung, bei der jedoch neben pflanzlichen Nahrungsmitteln auch Milchprodukte und Eier gegessen werden.

Phagozytieren bedeutet das „Fressen" von Fremdkörpern, Gewebetrümmern oder Mikroorganismen (Bakterien, ...) durch weiße Blutkörperchen.

Purinarme Kost sollte nur bis zu 500 mg Harnsäure pro Tag enthalten.

Purine sind Bestandteile von Zellkernen tierischer und pflanzlicher Zellen.

Purin-N: siehe Purine. N steht für Stickstoff.

Rheumatoide Beschwerden sind ziehende oder reißende Schmerzen am Bewegungsapparat, besonders in den Gelenken.

Tophi: Mehrzahl von Tophus.

Tophus ist die knotenförmige Ablagerung von Harnsäure in Weichteilen, z. B. Ohrmuschel, Großzehe, Ferse oder im Knochen. Dazu kommt es aber nur, wenn die Therapie nicht befolgt wird.

Triglyzeride sind Neutralfette. Sie werden mit der Nahrung aufgenommen und im Darm gespalten. Sie dienen als Energielieferanten und werden als Depotfett gespeichert. Eine Erhöhung im Blut bezeichnet man als Hypertriglyzeridämie.

Übergewicht ist bedingt durch übermäßige Bildung oder Vermehrung von Fettgewebe. Man spricht von Übergewicht ab einem BMI von mehr als 25 kg/m^2.

Uricase ist ein Enzym, das am Harnsäurestoffwechsel beteiligt ist.

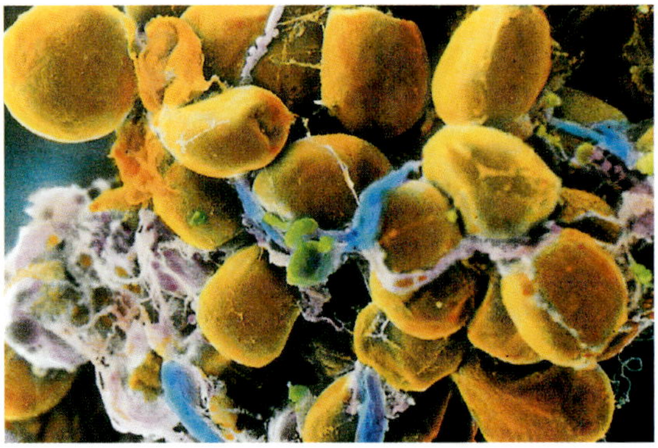

Literatur

Elmadfa I., Leitzmann C.: Gicht. In: Ernährung des Menschen. 3. Aufl. Verlag Eugen Ulmer Stuttgart, 1998, pp 515 – 521.

Gröbner W.: Hyperurikämie und Gicht. In: Biesalski HK., Fürst P., Kasper H., Kluthe R., Pölert W., Puchstein C., Stähelin HB. (Hrsg.): Ernährungsmedizin. 2. Aufl. Georg Thieme Verlag Stuttgart, New York, pp 539 – 546.

Herold G.: Innere Medizin. Gerd Herold Köln, 2000, pp 546 – 548.

Müller MJ., Przyrembel H:. Purinreduzierte Kost. In: Müller MJ. (Hrsg.) Ernährungsmedizinische Praxis. Methoden – Prävention – Behandlung. Springer-Verlag Berlin, Heidelberg, New York, 1998, pp 287 – 291.

Zunft H-J.: Hyperurikämie. Pathophysiologische Grundlagen. In: Schauder P., Ollenschläger G. (Hrsg.): Ernährungsmedizin. Prävention und Therapie. 1. Aufl. Verlag Urban & Fischer München, Jena, 1999, pp 157 – 158.

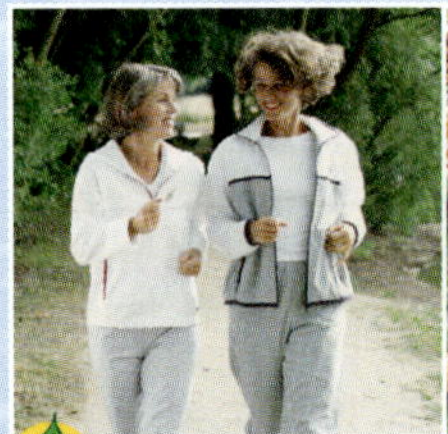
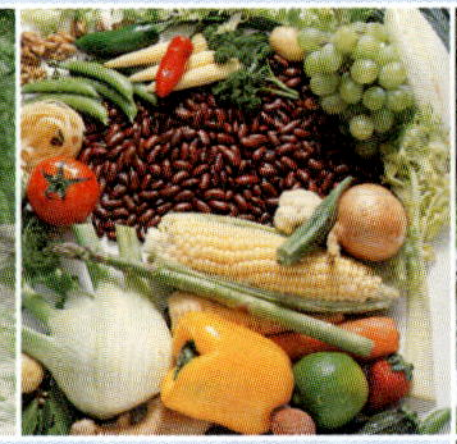
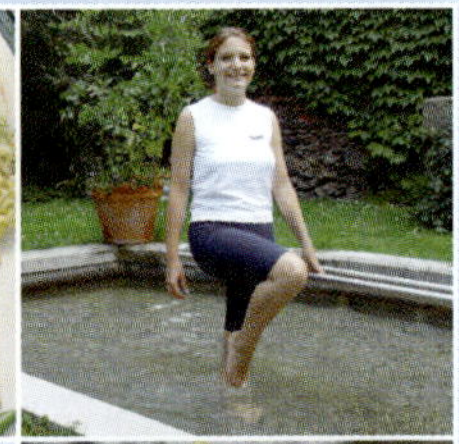
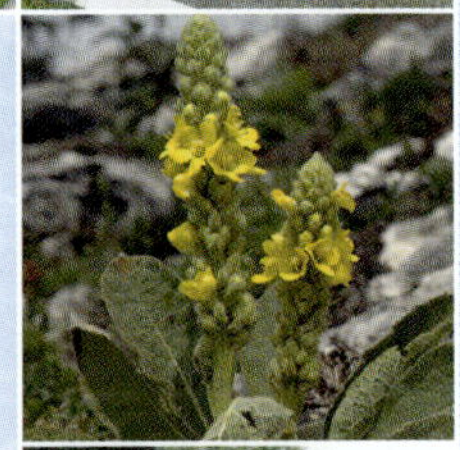
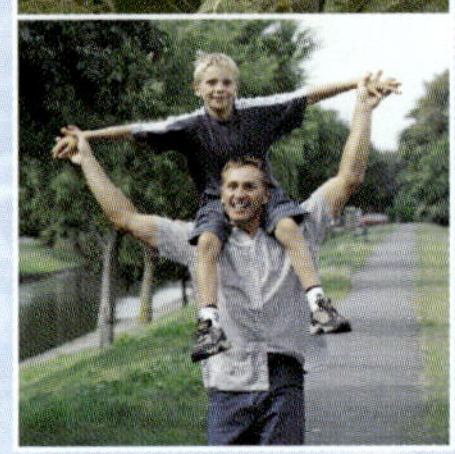